HISTOIRE RAISONNÉE

DES PROGRÈS

QUE LA MÉDECINE PRATIQUE DOIT

A L'AUSCULTATION.

LYON, IMP. DE PÉLAGAUD ET LESNE,
Aux Halles de la Grenette.

HISTOIRE RAISONNÉE

DES PROGRÈS

QUE LA MÉDECINE PRATIQUE DOIT

A L'AUSCULTATION.

Ouvrage

COURONNÉ PAR LA SOCIÉTÉ DE MÉDECINE DE BORDEAUX,

Dans sa séance publique du 30 novembre 1839.

Par G. PEYRAUD,

Docteur en médecine de la Faculté de Paris, membre correspondant
de la Société de Médecine de Bordeaux.

Quæ fundata sunt in naturâ, crescunt et perficiuntur;
quæ verò in opinione, variantur, non augentur.

Georgii BAGLIVI, *Praxeos medicæ*, lib. I, cap. XII.

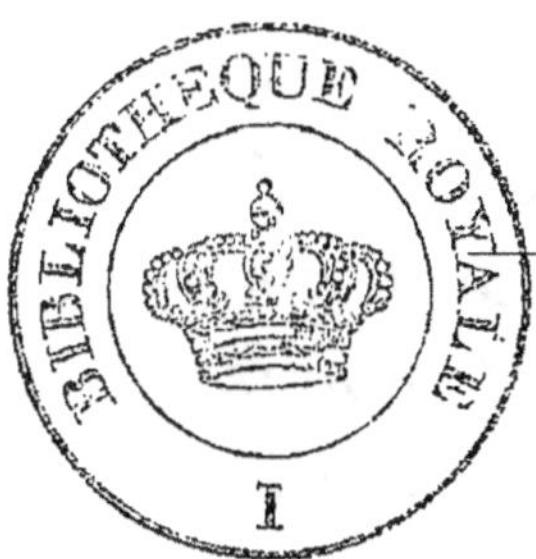

PARIS,

J.-B. BAILLIÈRE, — GERMER-BAILLIÈRE,
Rue de l'Ecole de Médecine.

LYON,

CH. SAVY JEUNE, ÉDITEUR,
Quai des Célestins, 48.

1840.

AVANT-PROPOS.

La Société de Médecine de Bordeaux avait proposé pour sujet d'un prix à donner en 1839, la question suivante : *Déterminer quels sont les progrès positifs que l'auscultation soit médiate, soit immédiate, a fait faire au diagnostic et au traitement des maladies, et en particulier, des affections des poumons, du cœur et des gros vaisseaux.* C'est la réponse à cette question, que je publie aujourd'hui.

En prenant part à ce concours, je n'osais m'abandonner à l'espérance d'emporter la palme. Aussi ma surprise a-t-elle égalé ma satisfaction, en voyant cette savante Compagnie couronner mon ouvrage, et me décerner une médaille d'or à laquelle elle a bien voulu joindre le titre de Membre correspondant. C'était dès lors pour moi une obligation morale de le livrer à la publicité, ne fût-ce que pour justifier le jugement de la Société.

J'ai revu mon travail avec tout le soin dont j'étais capable, bien pénétré de la nécessité où j'étais de le perfectionner autant que possible pour qu'il parût moins indigne de la flatteuse distinction qu'il m'a value. J'ai tâché surtout de mettre à profit les remarques critiques que les juges du concours m'ont adressées, dans des termes pleins d'une bienveillance dont je les remercie sincèrement. Ainsi, on m'avait reproché avec raison de n'avoir pas dit si, avant l'invention de Laënnec, le *diagnostic des maladies du cœur n'était pas déjà très-avancé, par les méthodes connues depuis longtemps.* (Voy. le Programme des prix pour 1840, pag. 8.) J'ai comblé cette lacune, heureux de réparer un oubli que je n'avais commis que par mon trop de préoccupation à faire valoir les arguments qui battent en brèche, de toutes parts, les théories admises jusqu'à ce jour sur l'interprétation des bruits anormaux du cœur.

Il est cependant un point sur lequel j'ai le regret de ne pouvoir me rendre à l'avis de la Société, quelque respect d'ailleurs que je professe pour ses décisions. Elle a signalé une autre lacune dans mon travail, qui consiste à *n'avoir pas établi le choix à faire entre l'auscultation médiate et l'immédiate*. (Ibid.). Mais, après de sérieuses réflexions, il m'a semblé que l'examen de cette question appartenait bien plutôt à un traité élémentaire sur l'auscultation qu'à cet écrit qui ne s'adresse qu'à ceux qui la connaissent déjà. J'avais à juger les progrès positifs que la découverte de Laënnec a fait faire au diagnostic et à la thérapeutique; j'ai donc dû ne m'occuper que des résultats de l'auscultation, sans m'inquiéter des procédés par lesquels on les obtient.

D'ailleurs, à quoi eût servi cette discussion ? n'est-il pas aujourd'hui unanimement reconnu que les bruits de la poitrine s'entendent également bien avec ou sans stéthoscope ? l'auscultation médiate ou l'immédiate ne sont-elles pas maintenant indifféremment pratiquées dans les cliniques, où l'on n'a recours au cylindre que lorsque l'oreille ne peut pas être appliquée immédiatement ? Je ne doute nullement qu'on eût discuté bien moins longuement sur la préférence à accorder à l'une ou à l'autre, si l'amour-propre, bien légitime du reste, de Laënnec n'eût été un peu froissé de voir abandonner l'usage de son instrument, que malgré lui, et sans s'en douter, il confondait avec sa méthode. Mais aujourd'hui cette question de prééminence s'est réduite aux proportions bien plus exiguës d'une question d'habitude et de facilité, sur laquelle le praticien jouit de droit de toute sa liberté.

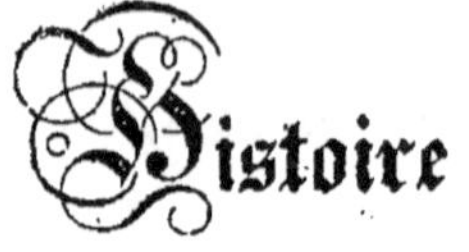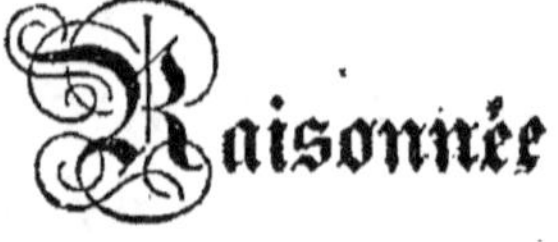

Histoire Raisonnée

DES PROGRÈS

QUE LA MÉDECINE PRATIQUE

DOIT

A L'AUSCULTATION.

Quæ fundata sunt in naturâ, crescunt et perficiuntur;
quæ verò in opinione, variantur, non augentur.

Georgii BAGLIVI, *Praxeos medicæ*, lib. I, cap. XII.

Lorsque Baglivi écrivait ces lignes qui me servent d'épigraphe, il établissait le principe le plus sûr pour séparer les opinions fondées sur la nature, des pures théories et des vaines hypothèses. Qu'il apparaisse dans le monde scientifique une de ces idées nouvelles, comme il en naît tous les jours, de quelque part qu'elle provienne, d'un des maîtres de l'art ou d'un inconnu, ne nous laissons point entraîner

1

par les clameurs d'admiration poussées par des amis complaisants, ni prévenir par les critiques inspirées par l'envie ou nées d'une sotte précipitation. Attendons! le temps décidera promptement ce que nous devons en penser. Si cette idée nouvelle est vraie, et fondée sur la nature, elle croîtra, se développera malgré les critiques les plus acharnées, et deviendra enfin une vérité incontestable et incontestée. Mais que cette idée soit fausse et dénuée de fondement, les éloges exagérés de ceux qui ont intérêt à la propager ne la soutiendront pas. Elle sera changée, altérée, modifiée par chacun de ses partisans, qui croira, en le faisant, masquer son côté faible, et elle finira par tomber dans un oubli complet, dont elle ne sera plus tirée que par celui qui voudra faire une histoire des erreurs de l'esprit humain. Certes, les exemples ne me manqueraient pas pour justifier la vérité de ce principe ; et pour n'en citer qu'un, mais des plus célèbres, si Gall sortait de sa tombe, sur laquelle pèsent encore si peu d'années, reconnaîtrait-il dans la phrénologie, telle qu'on la professe aujourd'hui, la science qu'il avait cru fonder ? Ses successeurs ont changé tout ce qu'il avait fait; les facultés intellectuelles et instinctives ne sont plus les mêmes que celles qu'il avait établies; les places qu'il leur avait assignées dans l'encéphale, leur ont été enlevées pour les donner à d'autres; et peut-être soupçonnerait-il, en s'appliquant le principe de Baglivi, qu'il n'avait émis qu'une hypothèse : *Quæ fundata sunt in naturâ, crescunt et perficiuntur; quæ verò in opinione, variantur, non augentur.*

Tel est cependant le principe que je pose hardiment, comme la pierre de touche qui nous prouvera l'excellence de l'auscultation. On sait comment cet art a été découvert. En 1816, Laënnec, traitant une jeune personne pour une maladie du cœur, eut l'idée d'explorer les battements de cet organe, au moyen d'un cahier de papier dont il forma un rouleau, et fut tout surpris de les entendre d'une manière beaucoup plus distincte qu'il ne l'avait jamais fait. Il conçut aussitôt l'importance de ce moyen d'investigation, et il y entrevit le germe d'une révolution dans le diagnostic, qui allait changer la face de la médecine, pour les maladies de poitrine. Il se mit aussitôt à faire, à l'hôpital Necker, une suite d'observations dont le résultat fut l'immortel ouvrage que tout le monde a lu. Avec quel enthousiasme ne l'eût-il pas accueilli, ce même Baglivi qui, en 1696, s'écriait si douloureusement : « *O quantùm difficile est curare* « *morbos pulmonum! O quantò difficilius eosdem cog-* « *noscere, et de iis certum dare præsagium! Fallunt* « *velperitissimos, ac ipsos medicinæ principes. Tyrones* « *mei, cauti estote et prudentes in iis curandis, nec* « *facilem promittite curationem, ut nebulones faciunt,*

« *qui Hippocratem non legunt.* » (Georgii Baglivi , *Praxeos medicæ*, lib. I, cap. XII, *de Pleuritide*)

Plus d'un siècle s'était écoulé depuis cette réflexion amère et poignante du praticien de Rome, et l'état des choses n'avait pas changé. La difficulté du diagnostic des maladies de poitrine était toujours plus grande que celle de leur traitement, qui cependant est hérissé de tant d'épines et semé de tant d'écueils. Le livre de Laënnec paraît, et une révolution s'opère si complète, si prompte, que dès lors la proposition de Baglivi dut être retournée, et qu'il fut unanimement convenu qu'il est encore bien moins facile de guérir les maladies de poitrine que de les connaître.

Vingt-quatre ans nous séparent déjà de cette époque, et l'auscultation est restée toujours comme le plus beau fleuron de la médecine moderne ; et les travaux des auteurs nombreux qui ont suivi Laënnec dans la voie nouvelle, n'ont fait que confirmer la vérité de ses observations, la sagacité de ses remarques, et l'admirable exactitude des signes qu'il avai assignés aux maladies des poumons. L'auscultation n'a ni varié, ni changé ; elle est ce que Laënnec l'a laissée ; car cet infatigable observateur l'avait menée, dès le commencement, à un degré de perfection tel qu'il ne pouvait plus rester aux autres que l'espoir de confirmer ce qu'il avait enseigné.

Ne trouverons-nous pas, dans cet étonnant perfec-

tionnement de cet art si utile, la meilleure preuve et
la plus irrécusable, qu'il était réellement fondé sur
la nature, et non point sur une vaine hypothèse?
Quoi de plus naturel, en effet, que d'étudier les bruits
que la respiration engendre dans les organes où se
passe cette fonction? Ces bruits ne pouvant être modifiés sans que la fonction le soit, ces modifications
des bruits normaux, bien étudiées, ne deviennent-
elles pas des signes précieux pour le diagnostic des
lésions qui entravent ainsi la fonction? Une fois cette
base solidement établie, il n'y avait plus qu'à réunir
un grand nombre de faits, et surtout à demander à
l'anatomie pathologique la confirmation des rapports
que l'on avait cru entrevoir entre les modifications
des bruits respiratoires et les degrés divers des maladies que l'on observait. C'est là ce que Laënnec et
ses successeurs ont fait, et c'est en quelque sorte
l'inventaire des progrès qui en sont résultés pour la
médecine pratique, que je suis appelé à faire pour
répondre au vœu de la Société de Médecine de Bordeaux.

Cet inventaire, je le ferai scrupuleusement et en
conscience. Etudiant successivement, et dans autant
de chapitres séparés, les différentes maladies du poumon et de la plèvre, je commencerai par exposer ce
que les travaux des différents auteurs antérieurs à
Laënnec avaient fait pour le diagnostic de ces maladies. Cet exposé sera long; mais il m'a semblé in-

dispensable pour bien faire juger le pas immense que l'auscultation a fait faire à la pathologie sur des points si difficiles ; et l'importance de ces progrès ressortira bien mieux et sera bien plus évidente, quand on connaîtra en détail les erreurs dans lesquelles sont tombés les plus grands génies, privés de ce moyen précieux d'investigation.

Arrivant ensuite aux maladies du cœur, j'aurai un aveu pénible à faire ; mais je le ferai, car je ne crois pas qu'on demande un éloge *quand même*, et absolu sur tous les points. Je dirai donc que les résultats de l'auscultation appliquée aux maladies du cœur ont été, jusqu'à ce jour, presque complétement nuls. Des bruits anormaux ont été entendus, mais on n'a su comment les expliquer, parce qu'on manquait pour cela d'un point de départ fixe et avoué de tout le monde. L'interprétation qu'on en a donnée a varié suivant l'idée qu'on se formait sur la cause première des bruits naturels du cœur ; ce qui nous fournira la confirmation de la seconde partie du principe de Baglivi : *Quæ verò in opinione, variantur, non augentur.*

Un chapitre sera consacré à l'asthme et à l'angine de poitrine, où je démontrerai que l'auscultation a rendu encore service à la pathologie, en prouvant que si, dans certains cas, on pouvait reconnaître les lésions matérielles coexistant avec ces maladies, le plus souvent ces lésions ne pouvaient expliquer les phénomènes morbides qui les constituent : résultat fort utile, quoique contraire à leur localisation, en ce qu'il prouve qu'il y a dans ces maladies un élément nerveux qui en fait le caractère essentiel.

Enfin, un dernier chapitre sera consacré à parcourir rapidement les diverses applications qui ont été faites de l'auscultation, à des cas étrangers aux maladies de poitrine, et surtout à la grossesse.

Je dois prévenir que tout ce que je dirai s'appliquera également à l'auscultation médiate ou immédiate. Les discussions sur la prééminence de l'une sur l'autre sont maintenant épuisées, et les recommencer serait un véritable non-sens. Produisant l'une et l'autre des résultats identiques, ces deux méthodes ne doivent pas être préférées l'une à l'autre, mais combinées ensemble, pour la plus grande commodité de celui qui les pratique. Ainsi l'oreille nue sera appliquée immédiatement, si l'on veut, sur la partie convexe du dos, sur la partie antérieure du thorax. On aura recours au stéthoscope, pour les parties dont la conformation ne permet pas d'approcher l'oreille, comme le creux de l'aisselle, ou bien chez les personnes du sexe, chez qui la décence interdit en général tout autre mode d'auscultation. Ce sont maintenant des points admis par tout le monde, et tout à fait hors de discussion : je ne m'y arrêterai pas plus longtemps.

CHAPITRE Ier.

De la Pleurésie et de la Pneumonie.

Je réunis en un même chapitre ces deux maladies ; car, avant Laënnec, leur diagnostic différentiel était nul, et c'est peut-être en leur assignant à chacune une symptômatologie aussi différente que le sont leurs caractères anatomiques, que l'illustre auteur de l'auscultation s'est acquis le plus légitimement l'admiration universelle. Voyons en effet où en était, avant lui, l'état de la science sur ce point si important de la pathologie.

Cullen commence ainsi son chapitre sur la *pneumonie* ou *fluxion de poitrine* : « Mon dessein est de « comprendre, sous ce titre, toutes les inflamma- « tions qui affectent ou les viscères contenus dans « le thorax, ou la membrane qui recouvre la sur- « face interne de cette cavité ; *car aucun signe ne* « *peut servir à déterminer exactement le siége différent*

« *de la maladie*, etc. » (*Méd. prat.* de Cullen, trad.
de Bosquillon, chap. VI, § 334.) L'aveu est franc,
mais il était alors l'expression sincère de la vérité,
et cela ressortira clairement de la comparaison de
tout ce qu'ont dit les nosologistes sur ce sujet.

Je ne sais vraiment si je dois analyser les symptômes que Cullen attribue à la *fluxion de poitrine*,
puisque nous sommes si bien avertis que, sous ce
nom, il comprend deux maladies, aujourd'hui si
distinctes. Ces symptômes sont la fièvre, la difficulté
de respirer, une douleur dans quelque partie du
thorax, et la toux, qu'il dit être tantôt sèche, tantôt accompagnée d'expectoration variant en consistance et en couleur, mais dans laquelle on observe
souvent des filets de sang. Ces symptômes sont un
peu vagues ; une douleur dans quelque partie du
thorax n'est pas toujours une douleur pleurétique ;
mais il est certain que, jointe à la fièvre, à la difficulté de respirer et aux crachats sanguins, cet ensemble caractérise assez bien une phlegmasie des organes contenus dans la poitrine. Mais le poumon et
la plèvre, quelle part prennent-ils à cette inflammation ? Quant à cela, on ne peut plus le demander
à l'auteur, quand on le voit ajouter : « C'est donc
« avec peu de fondement que l'on distingue cette
« maladie par différents noms, pris de la partie que
« l'on suppose être particulièrement affectée. Le

« terme de *pleurésie* peut convenir à tous les cas, et
« on l'a très-improprement borné à signifier l'in-
« flammation qui commence dans la partie de la
« plèvre qui recouvre les côtes, et l'affecte particu-
« lièrement. Je ne doute pas que cela n'arrive réelle-
« ment, mais en même temps je soupçonne que ce
« cas est rare, etc. » (Cullen, ouv. cité, § 341.)

Le traducteur et commentateur de Cullen, Bosquillon, essayant de suppléer à son silence, établit
ainsi le diagnostic différentiel de la pleurésie et de la
péripneumonie.

« *Caractères de la péripneumonie.* Le pouls n'est
« pas toujours dur dans cette inflammation : il est
« quelquefois mou ; la douleur du thorax est obtuse,
« la respiration est toujours difficile, et souvent ne
« peut se faire que quand le tronc est dans une situa-
« tion droite ; le visage est gonflé et couleur de pour-
« pre ; il y a une toux communément humide, sou-
« vent sanglante.

« *Caractères de la pleurésie.* Dans la pleurésie, le
« pouls est dur, le côté est affecté communément
« d'une douleur pongitive, qui augmente surtout
« pendant l'inspiration. Le malade ne peut que dif-
« ficilement rester couché sur le côté ; la toux est
« très-douloureuse, d'abord sèche et ensuite hu-
« mide, souvent sanglante. » (Ouv. cité de Cullen,
note de Bosquillon, tom. I, pag. 376 et 377.)

Les caractères assignés ici par Bosquillon à la pleurésie et à la péripneumonie, ne sont pas sans importance. Ainsi la dureté du pouls a été indiquée
comme appartenant en propre à la pleurésie, par
plusieurs auteurs, et entre autres par Baglivi, qui
s'exprime ainsi : « *Si vis cognoscere pleuritidem, præ-*
« *cipuam curam in naturâ pulsûs cognoscendâ repo-*
« *nito : pulsûs durities est signum ferè infallibile om-*
« *nium pleuritidum ; et dum obscuræ sint pleuritides,*
« *vel aliis complicatæ pectoris morbis, si duritiem (id*
« *est nimiam arteriæ tensionem vibrationemque), in*
« *pulsu deprehenderis, quamvis reliqua earum signa*
« *non adsint, pro certo habeas patientem laborare*
« *pleuritide, etc.* » (Georgii Baglivi oper. cit., lib. I,
cap. IX, *de Pleuritide*.) La mollesse du pouls, dans la
pneumonie, a été signalée également par la plupart
des auteurs, et Dehaën nous en donnera surtout une
explication fort ingénieuse. Mais un caractère dis-
tinctif des deux maladies, bien plus essentiel que
l'état du pouls, surtout en ce qu'il est plus facile à
saisir, c'est cette douleur pongitive « quelquefois bor-
« née à une partie que l'on pourrait couvrir avec le
« doigt. » Cette douleur locale et fixe sépare essentiellement la pleurésie de la pneumonie. La difficulté de se coucher sur le côté malade est bien encore
un des signes caractéristiques de l'inflammation de
la plèvre ; mais est-elle toujours bien facile à distin-

guer, de la difficulté de respirer dans une autre situation que la situation verticale que Bosquillon note dans la pneumonie? Enfin, quelque justes qu'ils soient en eux-mêmes, ces caractères suffisent-ils, je le demande, pour garantir le praticien de toute erreur?

Un peu plus loin, Bosquillon indique comme suites ordinaires de la pneumonie, la *vomique* et l'*empyème*. La vomique se reconnaît à la continuation de la toux et de la dyspnée, à l'impossibilité de se coucher sur le côté sain, et au développement d'une fièvre hectique. Dans le cas d'empyème, la toux, la difficulté de respirer et de rester couché subsistent, il y a également fièvre hectique ; *souvent le malade ressent en même temps une espèce de fluctuation produite par le liquide contenu dans la poitrine.* A part ce dernier symptôme, tous les autres qu'énumère ici Bosquillon ont bien peu de valeur pour éclairer le diagnostic : et ce dernier existe-t-il toujours? Lorsque Bosquillon l'a indiqué, était-ce d'après des faits cliniques qu'il le faisait, ou bien ne s'est-il pas laissé entraîner malgré lui, et sans s'en douter, par le souvenir de la succussion hippocratique? Quoi qu'il en soit, ce signe ne peut exister que fort rarement, puisque nous verrons plus tard, en parlant du pneumo-thorax, que, pour que la succussion hippocratique réussisse, il faut qu'il y ait dans la plèvre en même temps de l'air et du pus, seule circonstance qui puisse permettre à celui-ci de ballotter et de faire entendre ce bruit de fluctuation dont parle Bosquillon.

Enfin, ajoute ce dernier, *les signes d'hydro-thorax se réunissent à ces symptômes*, et voici les signes qu'il attribue à l'hydro-thorax : « Les signes qui carac-
« térisent l'hydro-thorax, sont la dyspnée, la pâ-
« leur du visage, l'ordème des extrémités ; le ma-
« lade éprouve beaucoup de difficulté à rester couché ;
« il se réveille tout à coup en sursaut, et se plaint
« de palpitations. La fluctuation est sensible dans la
« poitrine. » (Ouv. cité de Cullen, not. de Bosquillon, tom. III, pag. 293). A part la fluctuation sur laquelle je viens de m'expliquer, cette symptômatologie est exacte ; mais elle est insuffisante. On n'y trouve aucun moyen de reconnaître dans quel côté de la poitrine siége l'épanchement, quelle est l'étendue de celui-ci. Bien plus, il n'est aucun de ces symptômes qui ne soit également produit par un épanchement de sérosité dans le péricarde ; et un diagnostic fondé sur ces seules bases, et qui ne rechercherait pas ailleurs de nouveaux éléments, serait forcément incertain et incomplet, et ne saurait satisfaire personne.

Sydenham s'est occupé de la pleurésie et de la pneumonie ; mais il les regardait l'une et l'autre comme le résultat d'un état inflammatoire du sang :

« Lorsque la matière fébrile se jette sur la plèvre ou
« les muscles intercostaux, cela arrive pour l'or-
« dinaire dans le commencement de la fièvre, la ma-
« tière morbifique étant encore crue, et n'ayant pas
« eu le temps de subir la coction et la préparation
« nécessaires, pour être évacuée par les endroits con-
« venables. La cause commune de cet accident, c'est
« l'usage que l'on fait mal à propos des remèdes
« chauds. » (Sydenham, *Méd. prat.*, trad. de Jault,
pag. 249.) Il devait donc attacher peu d'importance
à reconnaître sur le vivant le développement et même
le siége précis d'altérations anatomiques, qu'il ne
regardait que comme la conséquence de la fièvre,
bien loin d'y voir la cause productrice de cette même
fièvre. Cependant il indique bien le point doulou-
reux dans un des côtés de la poitrine, comme un
des signes essentiels de la pleurésie ; et son traducteur, M. Jault, essayant dans une note de préciser
les signes auxquels on peut reconnaître que des adhérences se sont formées entre le poumon et la plèvre
correspondante, s'exprime ainsi : « Le symptôme qui
« fait juger le plus sûrement qu'il y a adhérence ,
« c'est lorsque le malade ne peut se coucher que sur
« un des côtés, sans douleur et avec une facilité pas-
« sable de respirer. L'adhérence est toujours du côté
« sur lequel le malade se couche aisément. » (Ouv.
cité de Sydenham , not. de Jault, pag. 248.) M. Jault

appuye cette opinion sur deux raisons : 1° que lorsque le malade se couche sur le côté sain, le poumon tendant par le fait de sa pesanteur à se séparer de la plèvre costale, les adhérences se trouvent tiraillées; 2° que, dans le décubitus sur le côté sain, le poumon sain ne peut suppléer le poumon malade dans ses fonctions. Ces signes sont fort rationnels, mais ils ne peuvent qu'autoriser le soupçon d'adhérences du poumon aux côtes correspondantes : ils seraient insuffisants pour affirmer leur existence. On sait qu'en recherchant les effets de ces adhérences et les signes caractéristiques auxquels on pouvait les reconnaître, Laënnec a découvert que leur effet constant était de rétrécir le côté de la poitrine qui a été le siége de la pleurésie dont elles sont les suites; ce qui fournit par là même un signe diagnostique assez certain. Mais m'étendre davantage sur ce sujet, ce serait sortir de la question que le programme a limitée, d'une manière si précise, aux progrès que l'auscultation a fait faire au diagnostic et au traitement des maladies de poitrine. Je continue ma revue des nosologistes qui ont précédé Laënnec.

Il est souvent question des deux maladies qui nous occupent, dans la *Médecine pratique* de Stoll. Mais dans sa préoccupation constante, et pour ainsi dire exclusive, de poursuivre la bile et les matières âcres et crues des premières voies, le praticien de Vienne s'est occupé bien plus de la recherche des signes pouvant prouver leur complication avec l'état bilieux, que de celle des caractères propres à les différencier entre elles. D'ailleurs ce qu'il dit des pleurésies et des péripneumonies bilieuses observées en avril 1776, prouve qu'il n'y voyait que deux degrés différents d'une seule et même maladie. « Cette observation est « importante dans le diagnostic, dit-il : que dans la « pleurésie et péripneumonie bilieuses la douleur « augmente rarement en toussant ou en respirant; « tandis que ceux qui sont attaqués de péripneumo- « nie véritablement inflammatoire, ne peuvent ni « tousser ni respirer sans une violente douleur de « poitrine. Outre cela, les crachats sont rarement « teints de sang dans la pleurésie bilieuse, à moins « qu'elle ne soit assez violente pour que les efforts de « là toux entraînent quelque peu de sang. » (Stoll, *Méd. prat.*, trad. de J. Terrier, tom. I, pag. 65.) Ailleurs, parlant de l'importance de la rougeur de la face pour distinguer la fausse pleurésie de la vraie inflammation des poumons, après avoir discuté des passages de Baillon et d'Hippocrate sur ce sujet, il arrive à cette conclusion : « que l'on voit des péri- « pneumoniques dont les poumons sont attaqués « d'une véritable et violente inflammation, quoi- « qu'ils aient le visage très-pâle, etc. » (Stoll, ouv. cité, tom. I, pag. 68.) De tout cela ne ressort-il pas bien évidemment que, pour Stoll, pleurésie et péripneumonie sont la même chose? ne voit-on pas ces deux mots se placer indifféremment sous sa plume, comme par hasard, et sans qu'aucun motif justifie l'emploi de l'un ou de l'autre? Abandonnant promptement la description de ces maladies, Stoll ne s'applique plus, dans le reste du passage que j'analyse, qu'à préciser les indications du tartre stibié, remède dont on sait qu'il faisait un usage presque exclusif, quoiqu'il fût loin de le regarder comme contro-stimulant; et je puis légitimement conclure qu'il n'a nullement fait avancer le diagnostic de ces deux maladies.

Morgagni a consacré deux Lettres (les XXe et XXIe) de son immortel ouvrage, *De sedibus et causis morborum*, etc., à étudier la pleurésie et la péripneumonie, sous le titre : *De la douleur de poitrine, des côtes et du dos*. Cet illustre fondateur de l'anatomie pathologique avait ouvert trop de cadavres, pour être exposé à tomber dans de semblables erreurs sur la nature et le siége de ces deux phlegmasies. On le voit avec admiration s'attacher, dans les remarques dont il fait suivre chaque histoire, à montrer que la partie où le malade a ressenti le point de côté, est toujours celle où l'on a trouvé le poumon adhérent à la plèvre; que, dans les cas de péripneumonie, la douleur a toujours été grava-

tive, tandis que dans les cas de pleurésie elle est plus aiguë et pongitive, *à cause du grand nombre de fibres nerveuses qui se terminent à la plèvre.* (Ouv. cité de Morgagni, trad. de Désormeaux, tom. III, pag. 305.) Cependant, quand on cherche la pensée intime de Morgagni sur la nature de ces deux phlegmasies, on voit qu'au fond il ne croit pas qu'elles puissent exister isolément, si ce n'est peut-être à un état très-léger. Voyez-le, en effet, dans sa XXIe Lettre, accumuler les autorités pour prouver qu'une pleurésie ne peut pas entraîner la mort, sans que la phlegmasie s'étende au poumon. « Hip-
« pocrate, dans son livre *De locis in homine*, a
« positivement placé dans le poumon, non-seule-
« ment le siége de la péripneumonie, *mais encore*
« *celui de la pleurésie.....* *Cœlius Aurelianus* en-
« seigne, d'après Praxagoras, Hérophyle et Eury-
« phonte de Gnide, que le poumon *est le lieu souf-*
« *frant chez les pleurétiques.....* » Plus loin, il cite
« les observations que Hoffmann dit avoir été
« faites à l'hôpital du Saint-Esprit, à Rome, par
« *Servius, sur trois cents pleurétiques, chez lesquels*
« *il vit constamment un lobe du poumon putréfié et*
« *rempli de matière, tandis que la plèvre n'avait*
« *absolument aucune lésion sensible, ou n'était, en*
« *quelque sorte, que légèrement altérée.* » Plus loin
encore, il cite Rivière dont on trouve ces paroles

dans le *Sepulchretum* : « *Les pleurésies trop vio-* « *lentes, qui ordinairement amènent la mort, dégé-* « *nèrent le plus souvent en péripneumonies ;* » et Triller, *médecin d'un très-grand mérite,* qui assure en général que : « *dans une véritable pleurésie, il* « *existe non-seulement une affection de la plèvre,* « *comme on l'a cru imprudemment jusqu'ici, mais* « *encore une altération simultanée de la substance* « *même des poumons, comme l'anatomie, l'unique* « *lumière de la médecine, l'enseigne très-clairement ;* » et enfin le grand anatomiste Haller, qui dit : « *qu'il n'a jamais cru que la plèvre seule eût fait* « *périr un homme par son inflammation.* » (Morgagni, ouv. cité, t. III, pag. 482 et suiv.) Déjà, dans sa XXe Lettre, il avait cité Coiter, qui remarque que *les péripneumonies sont du nombre des maladies que l'hydropisie de poitrine accompagne.* (Morgagni, ouv. cité, t. III, p. 339.)

Ainsi donc, pour l'illustre professeur de Bologne, la pleurésie et la péripneumonie n'existent presque jamais isolément. Il connaît leur nature inflammatoire, il ne les considère plus comme une jetée de matière fébrile sur la poitrine, ou comme un reflux des matières bilieuses et âcres, du ventricule, dans les vaisseaux thoraciques. Ces erreurs devaient disparaître au grand jour que ses travaux, à jamais célèbres, répandaient sur le siége et la nature des maladies. Mais il n'acheva pas son ouvrage, et il laissa à ses successeurs quelque chose encore à glaner dans le vaste champ de l'anatomie pathologique, qu'il avait si heureusement moissonné. Nous verrons plus tard combien les travaux des modernes, et surtout de Laënnec, ont précisé davantage les lésions propres et spéciales à chacune de ces deux maladies, en même temps que l'auscultation nous fournira les moyens de reconnaître l'existence isolée de ces lésions chez le malade.

Poursuivons la revue de nos auteurs.

Je viens de démontrer que Cullen, Sydenham, Stoll, Morgagni ne considéraient la pleurésie et la pneumonie que comme une seule et même maladie. Si je ne craignais d'allonger inutilement ce travail, il me serait facile de joindre à ces noms respectables dans la science ceux de quelques autres auteurs non moins recommandables. Ainsi, Sarcone consacre un chapitre assez long de son *Histoire de l'épidémie de Naples en* 1764, à prouver que la pleurésie et la pneumonie sont une même chose (Sarcone, ouv. cité, trad. de Bellay, t. Ier, pag. 126 et suiv.); et l'on trouve dans les Mémoires de l'Académie des Sciences pour 1789 une observation de Portal, *qui prouve que la pleurésie n'est pas essentiellement différente de la pneumonie.*

Cependant une opinion aussi fausse ne passa pas

sans contestation , et l'on peut voir dans le tome IX du *Ratio medendi* de Dehaën avec quelle chaleur il soutient , d'après Bohëraave , contre Haller et Tissot, que la pleurésie et la pneumonie sont deux maladies distinctes.

Laissant là ces disputes personnelles , inutiles à mon sujet, voyons comment Dehaën, dans un autre de ses ouvrages, cherche à les caractérisér l'une et l'autre.

Il se demande d'abord quel est le signe pathognomonique de la pleurésie ? Sera-ce le point de côté ? Non , car on voit chez les hystériques des douleurs de côté que les anti-phlogistiques ne calment pas. Sera-ce la gêne de la respiration ? Non , car on l'observe aussi chez les asthmatiques. Sera-ce la fièvre ? Mais toutes les maladies aiguës la produisent. Enfin, sera-ce la dureté du pouls ? Mais le pouls est dur dans la phrénésie. Aucun de ces symptômes isolés ne caractérise donc essentiellement la pleurésie ; mais tous les quatre réunis , surtout si le point de côté est augmenté par l'inspiration , autorisent à diagnostiquer une pleurésie.

Passant à la péripneumonie , Dehaën recommande de redoubler d'attention , car l'erreur est facile ; et il se demande de nouveau quel en sera le signe pathognomonique. Sera-ce la douleur ? Mais rien n'est plus commun que les péripneumonies sans douleur. Sera-ce la gêne de la respiration ? Mais on l'observe dans les fièvres ardentes. Sera ce la mollesse du pouls? Non, car le pouls ne présente cette mollesse que lorsque la maladie a déjà fait de très-grands progrès, et que la mort est imminente. Il établit ensuite que le pouls est développé dans la péripneumonie, mais qu'il présente en même temps quelque chose d'onduleux et de mou, et que cette mollesse augmente à mesure que le poumon devenant de moins en moins perméable au sang, il en parvient une moins grande quantité à l'aorte; et il arrive enfin à cette conclusion, que je transcris littéralement : « *Sed tamen febris initio magna, respi-* « *ratio multum læsa, tussis, anxietas, faciei rubor,* « *urina cruda, peripneumoniam adesse concludere* « *faciunt.* » (Dehaën, *Prælectiones pathologicæ,* « tom. II, pag. 478.)

On ne peut s'empêcher d'admirer la sagacité avec laquelle Dehaën discute la valeur des signes de chacune des deux maladies, que l'esprit de son temps tendait à confondre et à ne regarder que comme une seule. On reconnaît le praticien exercé, dans la finesse des remarques qu'il fait sur le pouls de la pneumonie, remarques dont l'expérience démontre encore chaque jour la vérité. Mais, je le demande, a-t-il réussi à résoudre le problème, et les signes qu'il indique suffisent-ils pour faire diagnostiquer une pleurésie plutôt qu'une péripneumonie?

C'est donc à cette incertitude qu'avaient abouti les travaux de tant de pathologistes célèbres ! ou ne faire de ces deux phlegmasies qu'une seule maladie, ou ne pouvoir les distinguer l'une de l'autre, tout en admettant la possibilité de leur existence isolée. Ne nous hâtons cependant pas trop de dédaigner les résultats de leurs études et les fruits de leurs observations ; cherchons plutôt s'il leur était possible de faire mieux, n'ayant pour se guider dans leurs recherches que les symptômes généraux, et ne possédant aucun moyen d'apprécier les signes physiques qui ont, depuis, tant aidé dans la localisation des maladies de poitrine !

Enfin le *Traité de la percussion* d'Awenbrugger, imprimé à Vienne en 1763, mais tombé depuis dans le plus profond oubli, puisque Stoll et Van–Swiéten sont les seuls auteurs qui en aient fait une légère mention, reparut en 1808, traduit et commenté par Corvisart. Le succès de cette méthode d'investigation alla depuis toujours en croissant, et maintenant elle est devenue la compagne obligée de l'auscultation.

Je trouve peu de choses, dans cet ouvrage, relativement aux maladies qui nous occupent. Je ne crois pas qu'Awenbrugger se soit jamais hasardé à percuter la poitrine d'un pneumonique ou d'un pleurétique : il aurait fallu beaucoup de hardiesse et même de témérité, à cette époque, pour ajouter la douleur, même légère, de la percussion, à la douleur pongitive d'une pleurésie. De pareilles tentatives ne se font, en général, que lorsqu'on sait d'avance le résultat que l'on cherche, mais rarement par simple curiosité : aussi tout ce qu'Awenbrugger a consigné dans son très-petit traité n'a-t-il rapport qu'aux maladies chroniques du poumon, ou à celles du cœur. J'en tirerai parti en temps convenable.

Je ne l'abandonnerai pas cependant, actuellement, sans noter les signes qu'il indique pour reconnaî tre l'hydropisie de poitrine : « Outre les signes géné- « raux que je viens de rapporter (ce sont ceux in- « diqués par les autres auteurs), on observe que le « côté affecté, s'il est plein d'eau en entier, est plus « faible et paraît moins mobile pendant l'inspira- « tion ; lorsqu'il est percuté, on ne retire du son « d'aucun endroit; mais s'il n'est rempli d'eau qu'à « moitié, on obtiendra un son plus grand dans « cette partie que l'humeur aqueuse ne dépasse « pas. Alors le son évoqué varie en raison de la si- « tuation que le malade aura pu prendre, de ma- « nière que le son suivra la position du liquide « qui se met au niveau. » (Awenbrugger, ouv. cité, trad. de Corvisart, pag. 374.) Dans ces quelques lignes , Awenbrugger fait faire un pas immense au diagnostic des épanchements ; et remarquez bien que sa méthode vous indique la hauteur du thorax à laquelle s'élève le liquide épanché , et la manière de reconnaître si c'est bien un liquide qui remplit le thorax , ou une matière solide , c'est-à-dire le poumon gonflé et devenu imperméable à l'air; car dans ce dernier cas le malade , en changeant de situation , ne peut faire déplacer le siége de la matité.

Pinel connaissait le traité d'Awenbrugger , lorsqu'il écrivit sa *Nosographie philosophique* , et il n'a pas négligé d'appliquer cette méthode au diagnostic de l'épanchement qui accompagne presque toujours la pleurésie. Il note l'obscurité du son dans le côté où siége cet épanchement : du reste , il y joint tous les autres symptômes que nous avons vu assigner par les nosologistes à l'hydropisie de poitrine. Quant à la pneumonie et à la pleurésie sans épanchement (si toutefois il y en a de cette espèce) , il les distingue à peu près aux mêmes symptômes que nous avons analysés dans Dehaën.

Enfin Laënnec arrive , et l'ancienne question de la séparation ou de la confusion des deux maladies est tranchée sans retour : pour cela , Laënnec commence par préciser les caractères anatomiques de l'une et de l'autre.

L'inflammation de la plèvre s'accompagne toujours

d'une exhalation à la surface interne de cette membrane. Cette exhalation, que Laënnec regarde comme un mode de suppuration propre aux membranes séreuses, commence à se montrer dès le commencement de l'inflammation, et a pour résultat la formation de fausses membranes et d'un épanchement séro-purulent. Les fausses membranes forment ces plaques blanchâtres, qui recouvrent toute la partie enflammée de la plèvre et la surface externe des poumons. Quelquefois plus consistantes, elles forment des brides qui passent du poumon à la plèvre, en traversant le fluide épanché. Susceptibles d'organisation, on voit des vaisseaux sanguins se développer alors dans leur intérieur, et elles constituent ces adhérences des poumons aux côtes, que l'on observe si fréquemment chez des sujets qui ont eu des pleurésies antérieures et guéries depuis longtemps.

Quant à l'épanchement, sa nature varie extrêmement. En général, citrin, blanchâtre, mêlé de grumeaux albumineux qui ne sont que de fausses membranes détachées, il a été comparé à du petit-lait clarifié. Sa quantité est sujette également à beaucoup de variations : plus l'inflammation de la plèvre est intense, plus les fausses membranes sont abondantes, et alors on ne trouve que quelques onces de sérosité épanchée ; dans le cas contraire, et chez les sujets faibles et lymphatiques, les fausses membranes sont plus rares, et l'épanchement peut devenir énorme et se confondre alors avec l'hydrothorax.

Le parenchyme du poumon reste intact, lorsque la pleurésie est simple; seulement on le trouve refoulé contre le médiastin, et, par suite de la compression qu'il éprouve, il devient moins crépitant que dans l'état naturel.

La pneumonie présente, dans ses caractères anatomiques, trois degrés très-tranchés, l'*engouement,* l'*hépatisation* et l'*infiltration purulente.* Le poumon *engoué* est plus pesant, plus compact, moins crépitant que dans l'état sain; il conserve l'impression du doigt comme un membre infiltré; on le sent engorgé par un liquide que la section fait ruisseler en abondance, mélangé avec beaucoup de bulles d'air qui le rendent spumeux : on voit alors le tissu pulmonaire rouge, mais conservant la forme alvéolaire.

Le mot *hépatisation* indique bien l'état du poumon au second degré de son inflammation : plus dur, plus pesant, ne crépitant plus sous le doigt qui le presse, il acquiert une consistance analogue à celle du foie; à l'intérieur il présente une couleur foncée, variant du gris violet au rouge de sang; l'incision n'en fait rien suinter, ce n'est qu'en le râclant avec le scalpel qu'on en exprime une sérosité sanguinolente, plus trouble et plus épaisse que celle de l'engouement; enfin la substance pulmonaire ne présente plus rien à l'œil de cellulaire, mais bien une apparence grenue, qui est le caractère anatomique propre de l'inflammation pulmonaire, et qui n'existe que dans cette maladie. Enfin dans le troisième degré, *infiltration purulente*, le tissu pulmonaire, présentant une dureté et une consistance beaucoup moindres que dans l'hépatisation rouge, prend une couleur jaune pâle, analogue à celle de la paille. Cette couleur est due à une infiltration de pus, qui suinte plus ou moins abondamment quand on incise le poumon; la texture granuleuse du parenchyme, qui constituait le caractère essentiel du second degré, disparaît à mesure que le ramollissement s'opère. Lorsque le poumon contient beaucoup de matière noire pulmonaire, ce qui est si commun chez les adultes et les vieillards, le pus et le poumon qu'il infiltre prennent une couleur grise cendrée, que beaucoup d'auteurs, et surtout M. Andral, ont notée sous le nom de *ramollissement gris*.

On me pardonnera d'avoir donné avec un peu de développement les caractères anatomiques des deux maladies qui nous occupent; ils étaient indispensables pour bien faire juger quelle différence existe entre elles deux, et combien était grande l'erreur de ceux qui n'en faisaient qu'une seule et même maladie. Voyons maintenant par quels signes Laënnec les distingue l'une de l'autre sur le vivant.

Je ne répéterai point ici l'énumération des symptômes généraux tirés de la fièvre, de la douleur et de la nature de l'expectoration ; j'en ai déjà discuté assez longuement la valeur en parlant des nosologistes qui ont précédé Laënnec, et je crois avoir démontré que seuls ils ne fournissaient pas au diagnostic toute la certitude qu'il doit avoir. La percussion de la poitrine produit de la matité à peu près également dans les deux phlegmasies, et ce signe ne fournit pas non plus des données infaillibles pour juger la nature de la maladie. On a prétendu tirer de la percussion des signes différentiels pour l'une et pour l'autre, par la différence des sons obtenus quand on varie la position du malade ; mais on n'a pas réfléchi que, pour que le liquide épanché se déplaçât à chaque mouvement du malade, il faudrait que la poitrine fût vide dans une partie de son étendue, tandis qu'elle est toujours remplie exactement par les organes qu'elle contient. Le seul signe un peu important fourni par la percussion, c'est l'étendue de la matité dans la pleurésie : en peu de temps tout un côté de la poitrine devient mat, tandis que dans la pneumonie la poitrine ne perd sa sonoréité que petit à petit, et que la matité reste longtemps circonscrite. Mais il me tarde d'arriver aux résultats fournis par l'auscultation.

Dans la pleurésie, un liquide s'interposant entre les parois de la poitrine et le poumon, 1° le bruit respiratoire cesse d'être perçu dans tout le côté malade, si ce n'est toutefois dans une étendue d'environ trois travers de doigt le long de la colonne vertébrale (parce que c'est là que se trouve refoulé le poumon que comprime de toutes parts le liquide épanché, et que c'est le seul endroit que ne peut atteindre l'épanchement); 2° si l'on fait parler le malade, la voix n'arrive à l'oreille de l'observateur qu'en prenant un caractère particulier de tremblotement, que Laënnec a nommé *égophonie*.

Dans la pneumonie, 1° le signe essentiel dès le principe est la *crépitation*, qui ne se présente également que dans l'engouement hémoptoïque (que l'on sait, au reste, être une véritable espèce de pneumonie, dont je parlerai plus bas, sous le nom de pneumonie lobulaire); 2° quand le second degré de pneumonie commence, le râle crépitant disparaît pour être remplacé par une respiration bronchique, qui prouve que l'air ne pénètre plus dans les vésicules pulmonaires, mais seulement dans les bronches dont le parenchyme hépatisé rend les parois plus épaisses; 3° lorsque le malade parle, la voix arrive à l'oreille avec une résonnance très-forte, sans tremblement, mais point aussi directement que dans la pectoriloquie ; 4° lorsque le ramollissement suppuratoire du poumon s'opère, on entend le râle muqueux.

Dans la pleuro-pneumonie enfin, la réunion des symptômes des deux maladies prouvera que la phlegmasie comprend la plèvre et le poumon tout à la fois.

Les différents bruits anormaux que je viens d'indiquer ne sont pas toujours très-distincts, et souvent ce n'est pas sans quelque difficulté qu'on les distingue les uns des autres. Ainsi, dans la pleurésie, il n'est pas toujours facile de saisir l'égophonie, et de la distinguer de la bronchophonie : l'une et l'autre, en effet, consistent dans une résonnancé de la voix à travers les parois du thorax, qui, beaucoup moins directe et moins distincte que dans la pectoriloquie, offre quelquefois dans l'une et dans l'autre un égal degré de force. Une cause semblable en effet les produit, l'épaississement des parois des bronches : dans la bronchophonie, par l'hépatisation du poumon ; et dans l'égophonie, par là compression du parenchyme pulmonaire, par l'épanchement : la seule différence consiste dans le caractère de tremblotement que donne à l'égophonie la couche d'eau que la voix traverse pour arriver à l'oreille de l'observateur. Ce caractère deviendra d'autant plus facile à saisir, que l'on sera davantage exercé à l'auscultation. Mais dans les cas les plus embarrassants, et lorsqu'il est le plus difficile de bien préciser si ce que l'on entend est l'une ou l'autre, on se garantira de l'erreur en réfléchissant que 1° la bronchophonie ne s'entend jamais que dans un espace circonscrit, tandis que l'égophonie s'entend toujours dans toute ou au moins la plus grande partie d'un des côtés du thorax, espace que ne pourrait occuper la bronchophonie sans que la gravité des symptômes généraux présentés par le malade, prouvât que ce n'est pas à une pleurésie simple que l'on a affaire; 2° le siége de la broncho-phonie est invariable, quelle que soit la position du malade, tandis que lorsque l'égophonie n'occupe qu'une partie d'un des côtés du thorax, et toujours alors c'est la plus déclive, on peut la déplacer, en déplaçant l'épanchement par le changement de position ; 3° enfin, il est impossible d'entendre en même temps, et dans la même zône du poumon, le bruit respiratoire naturel et la bronchophonie, parce que si les vésicules pulmonaires sont encore perméables à l'air, le parenchyme ne présente plus le caractère d'endurcissement nécessaire pour que la voix résonne dans les bronches comme dans des conduits à parois solides. Or, dans les cas où l'on rencontre l'égophonie la plus distincte, et dans l'espace le plus étendu, on entend toujours en même temps le bruit respiratoire, dans un espace de trois travers de doigt à peu près, le long de la colonne vertébrale, endroit où se retire le poumon comprimé par l'épanchement.

Lorsque l'épanchement est devenu considérable, l'égophonie disparaît, mais la matité augmente, le côté malade de la poitrine se dilate, et cette dilatation est souvent sensible à l'œil ; quelquefois le diaphragme, abaissé et refoulé par l'épanchement, détermine une protubérance considérable de l'abdomen, que l'on ne peut palper sans augmenter l'oppression ; enfin, la persistance du bruit respiratoire le long de la colonne vertébrale garantira de toute erreur. Lorsque l'épanchement diminue, l'égophonie reparaît, et alors c'est toujours à la partie supérieure du thorax qu'on recommence à l'entendre ; car on dirait que c'est à la surface du liquide épanché qu'elle est le plus sensible. Mais la meilleure raison en est, que le poumon recommençant à se dilater plus facilement, à mesure que l'épanchement diminue, se trouve toujours à son sommet séparé des parois du thorax par une couche moins épaisse de liquide qu'à sa base. Cependant il faut dire que cette égophonie de retour ne s'entend pas toujours, c'est lorsque des brides membraneuses anciennes viennent empêcher le poumon de reprendre le degré d'expansion qui lui est naturel dans l'état normal.

La pleurésie peut être double : dans ce cas, la percussion ne fournit aucun renseignement, non plus que l'inspection de la poitrine. Mais l'absence complète du bruit respiratoire dans les deux côtés du thorax, si ce n'est le long de la colonne vertébrale, suffirait pour garantir de toute erreur, si le plus souvent la formation d'un épanchement dans le côté, sain jusqu'à ce moment, n'était pas un phénomène d'agonie, peu intéressant dès lors à constater.

Enfin, dans les cas très-rares où il y a pleurésie sans épanchement, on le reconnaîtra au bruit de frottement que produisent les fausses membranes recouvrant la plèvre, et la partie correspondante du poumon. Au reste, comme il y a toujours en même temps pneumonie, on trouvera les symptômes de celle-ci prédominant constamment sur ceux de la pleurésie.

L'analyse des signes stéthoscopiques de la pneumonie ne nous offrira pas moins de preuves de leur certitude absolue, que n'en ont présenté ceux de la pleurésie.

J'ai dit que le signe essentiel de la pneumonie était le râle *crépitant*, dont le nom a été tiré d'une comparaison fort juste qui en a été faite, avec le bruit que fait entendre le sel qui décrépite à une chaleur modérée.

Ce râle ne se fait entendre que dans la pneumonie (générale ou circonscrite, peu importe); il en est donc, à juste titre, regardé comme le signe pathognomonique. Il se passe dans les cellules pulmonaires, qui sont remplies d'un liquide qui, cependant, n'empêche pas l'air de les traverser. M. Andral, partant de ce principe, qui est incontestable, que le râle crépitant résulte d'un mélange d'air et de liquide, fait observer que le râle muqueux et le gargouillement sont produits par la même cause. Ce qui le prouve, c'est qu'il est un certain nombre de cas où il faut une oreille très-exercée pour bien distinguer la crépitation du râle muqueux; et qu'il en est un bien plus grand nombre où il est très-difficile de distinguer le râle muqueux du gargouillement. Raisonnant ainsi par analogie, M. Andral en conclut que ces différents bruits, dus à une cause identique, ne présentent de différences qu'en raison de l'ampleur de la cavité où ils ont lieu. Ainsi, le gargouillement se fait entendre dans de vastes excavations, le râle muqueux dans les grosses bronches, et le râle crépitant dans les extrémités de celles-ci, et surtout dans les vésicules pulmonaires. (Andral, *Clinique médicale*, tom. Ier, pag. 524.) Ces observations de M. Andral sont fort justes, et établissent bien quel est le siége de la crépitation. Mais, dans la production de ce phénomène, il y a à considérer autre chose que la capacité du lieu où il se passe : la nature du liquide qui remplit les vésicules pulmonaires y joue un grand rôle. Le docteur Spittal, d'Edimbourg, auteur d'un Traité sur l'Auscultation, a fait une expérience qui prouve que moins ce fluide est visqueux, plus le râle crépitant est distinct. Pour cela, il met dans des bouteilles des quantités égales de liquides, de densité et de ténacité différentes ; et, après les avoir agitées, il les approche successivement de l'oreille pour entendre la crépitation produite par les bulles d'air qui viennent crever à la surface de ces liquides. Les degrés de crépitation fournis par ce moyen sont très-différents suivant les différents fluides, et ceux qui produisent la crépitation la plus rapprochée de celle de la pneumonie, sont le *sérum* et l'urine. Ces expériences prouvent que, dans les débuts de la pneumonie, ce n'est pas la matière de l'expectoration qui remplit les vésicules pulmonaires et les extrémités des bronches, puisque plus la crépitation est distincte, plus le liquide qui remplit les vésicules est séreux. Or, l'expectoration de la pneumonie étant toujours visqueuse, il faut nécessairement qu'elle soit produite par la partie supérieure des bronches et le gosier.

La crépitation ne s'entend que dans les points engoués : elle fournit donc un moyen infaillible de mesurer, à quelques lignes près, toute l'étendue de l'engouement, et de dire avec une précision presque mathématique quelle partie du poumon est atteinte, quelle partie est encore saine. Quel moyen de diagnostic avait jamais fourni cette précision-là ?

Lorsque la pneumonie passe du premier degré au second, c'est-à-dire, lorsque l'hépatisation succède à l'engouement, le râle crépitant disparaît ; mais alors la matité de la poitrine, l'absence de bruit respiratoire dans un point circonscrit du thorax, et l'existence de la bronchophonie dans le même point, ne permettent pas d'hésiter sur la nature du mal, jointes surtout à l'expectoration sanglante et visqueuse, qui est si particulière à la pneumonie, que Laënnec proposait de la nommer *pneumonique*. Je ne reviendrai pas sur ce que j'ai dit plus haut, des moyens de distinguer la bronchophonie de l'égophonie : on sait que sa localisation dans un point ordinairement circonscrit et qui ne change pas, quelle que soit la position du malade, et son défaut de tremblotement, sont ses principaux caractères. Ajoutons que, dans les parties du poumon non envahies par l'inflammation, on cesse de l'entendre, et qu'on y perçoit le bruit respiratoire d'autant plus net qu'on s'éloigne davantage du point hépatisé.

La résolution de la pneumonie, arrivée au degré de l'hépatisation, s'annonce, outre la diminution des symptômes de réaction générale et le changement de nature de l'expectoration qui devient de plus en plus blanche ou jaunâtre, et dans laquelle le sang disparaît de plus en plus, par le retour du râle crépitant, auquel se mêle le bruit de l'expansion pulmonaire, qui devient tous les jours plus marqué jusqu'à ce qu'il finisse par exister seul. Le retour de la crépitation, dans la décroissance de la pneumonie, et de l'égophonie, dans la diminution de l'épanchement pleurétique, ont cet immense avantage de donner au praticien la preuve matérielle du succès de son traitement, et de le mettre dans l'impossibilité de se laisser abuser par une bénignité trompeuse et un perfide amendement dans les symptômes que l'on voit quelquefois précéder de bien près les catastrophes. En même temps, le médecin observateur y trouve une preuve que nos maladies décroissent en repassant par les mêmes états qu'elles ont présentés à leur début; et qu'un organe engorgé en voie de résolution, ne diffère physiquement de ce qu'il était quand l'engorgement faisait des progrès incessants, qu'en ce que la force vitale y agit en sens inverse : dans le début, en y accumulant des matériaux désorganisateurs; et sur le déclin, en reprenant ces matériaux par la voie de l'absorption, pour laisser l'organe à son état primitif et normal.

On a décrit sous le nom de *pneumonie lobulaire* une espèce particulière de phlegmasie du poumon, dans laquelle l'engorgement se borne à un ou plusieurs noyaux centraux qui, quelquefois, égalent à peine la grosseur d'une noisette. Dans ce cas, est-il toujours facile de reconnaître la crépitation? Les auteurs sont partagés sur ce point. Laënnec affirme l'avoir toujours reconnue, et il est certain que plus on sera exercé dans l'art de l'auscultation, plus les cas difficiles de diagnostic deviendront rares; et ce n'est pas l'art qu'il faut rendre alors responsable de l'impéritie de ceux qui l'exercent. Dans le cas dont nous parlons, il y a combinaison de la crépitation que l'on entend dans un point profond et circonscrit, et du bruit respiratoire que l'on entend plus superficiellement mais avec son type normal et seulement un peu plus bruyant ou *puéril*. Quand la pneumonie lobulaire passe au second degré, il y a également existence simultanée du bruit respiratoire et de la bronchophonie. Si la pneumonie centrale fait des progrès et s'étend du côté de la surface du poumon, le bruit respiratoire diminue de plus en plus, tandis que la bronchophonie se rapproche. Au reste, il est bon de dire que la pneumonie lobulaire est une maladie sur laquelle une erreur de diagnostic offre le moins de danger; car elle est fort peu grave, et ne le devient que lorsqu'elle tend à faire des progrès et à envahir des portions considérables du poumon, et alors on la reconnaîtra facilement aux signes stéthoscopiques que nous avons indiqués.

Il est une affection peu étudiée avant Laënnec, dont les signes stéthoscopiques se confondent un peu avec ceux de la pneumonie, et que par conséquent il est quelquefois difficile d'en distinguer, d'autant plus qu'elle suit fréquemment cette maladie. Je veux parler de l'*œdème du poumon*. Les résultats de l'auscultation dans cette affection, sont la diminution du bruit respiratoire et un râle crépitant dont la formation s'explique naturellement par l'état d'infiltration du poumon, qui se rapproche assez de ce que nous avons décrit sous le nom d'*engouement*. Mais, dans l'œdème du poumon, le râle crépitant est beaucoup plus humide que dans la pneumonie, et pour cela on l'a désigné sous le nom de *sous-crépitant;* ensuite, les symptômes généraux ne sont plus les mêmes. La matité est, en général, moindre que dans la pneumonie, parce que les poumons contiennent toujours de l'air mélangé à la sérosité, ce qui n'a pas lieu dans la pneumonie; les crachats, plus abondants que dans cette maladie, en diffèrent essentiellement, en ce qu'ils sont complétement incolores, analogues pour l'aspect et la consistance à du blanc d'œuf battu avec de l'eau. Enfin, quoique la dyspnée soit en général assez forte pour simuler souvent celle de l'asthme, ce qui provient de ce qu'ordinairement les deux poumons sont infiltrés en même temps, cependant les signes de réaction sont nuls, il n'y a point de fièvre, peu de toux, ce qui doit nécessairement éloigner l'idée d'une pneumonie.

Telle est la symptômatologie nouvelle que Laënnec a, non pas substituée à l'ancienne, mais ajoutée pour la compléter et la rectifier dans son insuffisance. Après l'avoir exposée, il me sera facile d'énumérer les progrès qu'elle a fait faire à l'art du diagnostic.

Ainsi : 1° l'auscultation a servi à décider enfin cette grande question que l'anatomie pathologique seule n'avait pu résoudre : si la pleurésie et la pneumonie étaient deux maladies distinctes, ou non. Et que l'on ne dise pas que cette distinction était inutile à la thérapeutique! car, qui oserait dire qu'une pleurésie aiguë doit être traitée absolument de même qu'une pneumonie aiguë? La différence du siége n'entraîne-t-elle pas nécessairement une modification dans les moyens thérapeutiques? Qui ne se rappelle cette distinction essentiellement pratique qui a été faite entre les évacuations sanguines locales et générales, suivant qu'elles s'adressent à une phlegmasie de membrane ou à une phlegmasie d'un parenchyme? que, dans celle-ci, la section de la veine est seule capable d'amener promptement une diminution de l'hypérémie dont l'organe parenchymateux est le siége; tandis que, dans la phlegmasie des séreuses, la saignée opérée sur les capillaires a une action dérivative bien plus prompte et plus assurée. Quand ensuite l'état aigu est passé, qu'il faut songer aux révulsifs, ne sera-t-il pas d'une utilité extrême de savoir quel est le siége précis du mal pour décider le lieu de leur application ? les indications ne varieront-elles pas suivant la tournure que prend la maladie ? et un épanchement pleurétique sera-t-il traité par les mêmes médicaments que l'on emploie contre une pneumonie dont la résolution est lente à se faire ? Toutes ces choses sont d'une évidence telle, qu'il n'est pas besoin de plus longs développements pour les faire comprendre.

2° En mettant à même de suivre jour par jour les progrès, en bien ou en mal, des deux maladies qui nous occupent, l'auscultation a rendu un immense service au praticien, qui peut juger ainsi de l'effet que produit la médication qu'il emploie. Je l'ai déjà dit, les symptômes généraux sont souvent trompeurs, et ont quelquefois une bénignité apparente qui induit dans une sécurité fatale au malade. Mais l'auscultation bien appliquée assimile presque le traitement de la pleurésie et de la pneumonie à celui d'une plaie, dont le chirurgien peut toujours constater à l'œil, ou au moins à l'aide de ses doigts, les modifications journalières.

3° L'auscultation, en permettant de constater dans tous les cas le siége précis de la pneumonie, et de

limiter, à quelques lignes près, l'étendue du parenchyme qu'elle envahit, a fait découvrir ce fait curieux,
que l'anatomie pathologique seule n'eût pas si bien
ni aussi complétement démontré, que les pneumonies
débutent en général par la base des poumons, que ce
n'est que dans des cas rares qu'elles commencent par
le sommet, et qu'alors leur caractère de gravité est
bien plus grand, parce qu'il est presque certain que
l'inflammation gagnera tout le poumon. Et cette remarque, curieuse en elle-même, a fourni un argument
bien puissant aux antagonistes de cette théorie erronée, qui voulait faire de la phthisie pulmonaire une
suite de la pneumonie passée à l'état chronique. En
effet, les tubercules se développent toujours en premier lieu au sommet du poumon, comme nous le
verrons en nous occupant de cette maladie, tandis
que la pneumonie débute toujours par la base. Cette
seule différence ne prouve-t-elle pas déjà que la nature de ces deux maladies n'est pas identique ?

4° En indiquant les signes physiques de l'épanchement, suite presque constante de la pleurésie,
Laënnec a préservé désormais les chirurgiens de
toute chance d'erreur dans l'opération de l'empyème;
car il est évident que, quelle que soit la nature du liquide épanché, sérosité, pus ou sang, les signes qui
indiquent la présence d'un liquide dans la cavité de
la poitrine ne varient pas. Or, on ne peut s'empê-

cher de frémir en pensant combien, avant la découverte de l'auscultation, étaient incertains les signes d'après lesquels on déduisait l'indication de porter le bistouri sur les parois du thorax. Chez le malade qu'opéra Morand, et dont il a inséré l'histoire dans le tome II des *Mémoires de l'Académie royale de Chirurgie* (p. 545), ce célèbre chirurgien déclara l'urgence de l'empyème sur les seuls symptômes suivants : fièvre, insomnie, douleurs à la tête, au col et à toute la région épigastrique, principalement à l'hypocondre gauche et à la poitrine du même côté ; enflure œdémateuse dans tout le côté gauche du corps, étouffement porté au point que le malade avait de la peine à se remuer, même à cracher et à parler ; impossibilité de se tenir couché autrement que sur le dos, *un peu incliné en avant* (Morand a sans doute voulu dire *assis et sur son séant*) ; faiblesses fréquentes. — Morand, assisté de Moreau et de Louis qui, à ce qu'il paraît, n'étaient pas aussi convaincus que lui de la présence du pus dans le thorax, fit une ponction exploratrice au lieu d'élection du côté gauche, et la sortie d'un flot de sérosité vint confirmer le jugement qu'il avait porté. Mais, en décidant ainsi la nature du mal, Morand ne se laissat-il guider que par l'analyse froide des symptômes ? ne s'abandonna-t-il pas à cette espèce de présomption si naturelle à l'homme supérieur qui se fie à son génie ? Il devina juste ; mais combien ont dû se tromper ! et que de fois une opération inutile, et par là même dangereuse, a été pratiquée sur une poitrine sans épanchement ! On lit dans Dionis qu'un chirurgien, d'ailleurs habile, fit l'empyème à M. le duc de Mortemart, et ne trouva rien dans la poitrine. « Une affaire presque semblable arriva à « Versailles en 1703, ajoute Dionis, à un des « chirurgiens du roi. M. Helvétius vint voir le « nommé Betteville, tapissier du roi, malade depuis « longtemps, et se plaignant d'une douleur à l'hy- « pocondre droit : ayant touché l'endroit, il crut « qu'il y avait de la matière, et il conseilla à ce « chirurgien de l'ouvrir, ce qu'il fit à l'instant ; il « ne s'y rencontra rien à évacuer, et le malade « mourut de l'opération. » (*Cours d'opérations de chirurgie*, par Dionis, tome Ier, p. 435.)

L'erreur en sens contraire est plus fréquente, et, quoique moins pernicieuse par elle-même, elle est toujours fâcheuse. En effet, les exemples sont communs de malades qu'à l'autopsie on a trouvés porteurs d'épanchements pleurétiques énormes, dont pendant la vie on n'avait pas soupçonné l'existence. Le professeur Boyer en cite, d'après Ledran, un exemple remarquable : « On apporta à la Charité un « malade à qui l'on avait ouvert, deux jours aupa- « ravant, un abcès profond sous l'angle de l'os

« maxillaire du côté droit. Le troisième jour, la
« suppuration se supprima, le malade eut du fris-
« son, et éprouva une douleur vive au côté gauche
« de la poitrine, avec oppression considérable. Les
« grands accidents, ou plutôt les signes qui mar-
« quaient que la suppuration se faisait, durèrent
« trois jours, après quoi le malade se trouva infi-
« niment mieux. La seule chose dont il se plaignait
« était de sentir un flot dans la poitrine lorsqu'il se
« remuait, et d'éprouver de l'oppression lorsqu'il
« était assis. Il se couchait également des deux côtés,
« et n'avait d'autre signe d'épanchement que ce flot
« que lui seul apercevait...... Ledran, croyant ce
« cas équivoque, réclama l'avis de plusieurs de ses
« confrères qui, à la pluralité des voix, décidèrent
« qu'il fallait attendre quelque chose de certain pour
« opérer. La fièvre continua et fut accompagnée de
« sueurs froides, et le malade mourut le huitième
« jour. A l'ouverture du corps, on trouva environ
« cinq pintes de pus épanché dans la poitrine. »
(Boyer, *Traité des maladies chirurgicales*, tom. VII,
pag. 362.) Si l'auscultation eût été pratiquée dans ce
cas, conjointement avec la percussion de la poitrine,
je le demande, l'incertitude de Ledran et de ses confrères eût-elle été possible ? « Je suis persuadé, dit
« Laënnec, que l'opération de l'empyème deviendra
« beaucoup plus commune et plus souvent utile, à

« mesure que l'usage de l'auscultation médiate se ré-
« pandra. En effet, jusqu'ici l'empyème simple ,
« l'hydro-thorax idiopathique, n'ont guère été re-
« connus que dans les cas où la maladie était an-
« cienne, ou arrivée à un très-haut degré ; encore
« même beaucoup de cas qui présentent ces condi-
« tions échappent-ils à l'attention des plus habiles
« médecins ou chirurgiens, à plus forte raison les
« cas les moins graves et qui donneraient plus d'es-
« pérance de sauver le malade. » (Laënnec, *Traité
de l'Auscult. médiate,* tom. II , pag. 219.)

5° Et ce sera là un nouveau progrès à ajouter à
ceux que l'auscultation a fait faire à l'art du diagnostic ; il n'y aura plus désormais, pour le praticien
attentif, de ces pleurésies latentes dont les anciens
ont rapporté tant de cas, et que pour la plupart ils
paraissent disposés à regarder comme le résultat de
la fonte purulente du poumon. A l'aide du stéthoscope on découvrira toujours le commencement et
les progrès de l'épanchement, en même temps qu'il
fournira des renseignements non moins certains sur
la lésion organique des poumons, dont les symptômes prédominent et cachent ceux de la pleurésie.

6° Enfin , de même qu'il ne peut plus y avoir de
pleurésie latente ; de même, pour un observateur attentif, il ne peut pas se développer de pneumonie
dont les symptômes restent ignorés. Dès que le pa-

renchyme pulmonaire s'engoue, la crépitation se développe : et c'est à l'aide de ce signe que M. Piorry a pu reconnaître que cet engouement sanguin et séreux qu'on rencontre presque toujours dans la partie postérieure des poumons des cadavres, et que l'on regardait comme un phénomène cadavérique, résultat mécanique de la pesanteur des liquides, précédait souvent de beaucoup la mort, et constituait une véritable maladie souvent méconnue, ou prise pour une bronchite; et que c'est à cette maladie, qu'il a décrite sous le nom de *pneumonie hypostatique*, qu'était due la mort d'un grand nombre de malades. Il ne faut pas se faire illusion, et attribuer à ce phénomène des derniers jours un rôle plus important que celui qu'il joue réellement. Il est certain que, lorsque la mort approche, n'importe à la suite de quelle maladie, à mesure que la force du principe vital se relâche, les organes sains jusqu'alors n'opposent plus une résistance suffisante aux causes de destruction contre lesquelles ils sont dans une lutte incessante, pendant toute la vie; et une espèce de décomposition vitale précède de quelques jours l'instant fatal où le corps sera soumis sans réserve à l'influence exclusive des agents physiques qui l'entourent, et des éléments chimiques qui le composent. Néanmoins il résulte toujours des recherches intéressantes de M. Piorry, qu'il y a souvent réaction inflammatoire dans les parties déclives du poumon, lorsque la pesanteur ou quelque cause mécanique y fait séjourner les liquides. De la découle l'indication d'éviter que le malade reste constamment couché sur le dos, de le faire alternativement coucher tantôt sur le côté droit, tantôt sur le gauche ; et toutes les fois que la nature de la maladie ne s'y oppose pas, le faire relever pour quelque temps, et même marcher s'il le peut.

CHAPITRE II.

Du Catarrhe et de la Phthisie pulmonaires.

Je réunis encore à dessein ces deux maladies dans un même chapitre, car avant Laënnec leur confusion était à peu près inévitable. Certes, si l'on considère ces deux affections à leurs points extrêmes et les plus éloignés de leur point de contact, il y a une énorme différence entre elles; et entre un rhume léger de quelques jours et une phthisie arrivée à cet état que Bayle a appelé le troisième degré, l'erreur est impossible, et il n'est pas besoin de recourir au stéthoscope pour s'en préserver. Mais dans certains catarrhes chroniques qui s'accompagnent d'une expectoration abondante, et qui quelquefois se prolongent pendant des années entières, combien il serait difficile, sans le stéthoscope, de décider s'il y a phthisie ou non !

Cullen, cherchant dans sa *Médecine pratique*, à l'article *Phthisie pulmonaire* (tom. II, pag. 159), à établir un diagnostic différentiel entre cette maladie et le catarrhe, dit : « Le catarrhe ou l'expectoration « de mucus est souvent accompagné de fièvre ; mais « cette fièvre n'est jamais, autant que j'ai pu l'obser- « ver, telle que celle que je vais décrire comme fièvre « hectique. Celle-ci est, suivant moi, la marque « la plus certaine de l'état purulent de quelque par- « tie du corps. » Et alors il décrit la fièvre hectique, à laquelle il assigne pour caractère essentiel, de revenir tous les jours, principalement à midi et le soir. Il y a rémission le matin, mais rarement apyrexie. Elle s'accompagne de sueurs nocturnes, et l'urine dépose un sédiment furfuracé briqueté. Mais on observe quelquefois des fièvres semblables dans les catarrhes chroniques, qui minent peu à peu la constitution et finissent par amener la mort au bout d'un temps plus ou moins long, sans qu'il y ait la moindre ulcération, le moindre tubercule dans le parenchyme pulmonaire. C'est ce que l'on observe si fréquemment chez les vieillards, ou chez les jeunes enfants qui succombent aux suites d'un catarrhe pulmonaire, suite de la coqueluche.

Au reste, nous trouverons ce caractère de la fièvre hectique indiqué par presque tous les auteurs, comme caractère spécifique de la phthisie. Sauvages, qui a rangé cette maladie dans la classe des *cachexies* et dans l'ordre des *émaciations*, a indiqué assez par là l'idée qu'il s'en formait. Parlerai-je de la distinction qu'il fait entre la fièvre *tabide*, dont le caractère consiste surtout dans la maigreur, et la fièvre *hectique*, qui tire surtout le sien de l'intensité de la fièvre? Cette distinction est trop subtile. Il en est de même des vingt espèces différentes de phthisies qu'il décrit, ou plutôt qu'il indique ; car, en suivant les indications qu'il fournit, il serait difficile d'établir un diagnostic certain : et quant au diagnostic différentiel entre la phthisie et le catarrhe pulmonaire, on doit encore moins le lui demander ; car c'est l'anatomie pathologique seule qui a indiqué les différences matérielles qui séparent ces deux maladies, et nulle part, dans Sauvages, il n'est question d'anatomie pathologique.

Il ne faudrait cependant pas croire que l'anatomie pathologique eût pu seule, même bien étudiée, amener aux immenses progrès que le stéthoscope a fait faire à l'art du diagnostic des maladies de poitrine. Quel auteur s'est plus occupé d'anatomie pathologique que Portal, et cependant quel ouvrage est plus stérile en faits propres à avancer la science que le sien intitulé : *Observations sur la nature et le traitement de la phthisie pulmonaire?* Cet ouvrage se compose d'environ cent onze observations de phthisie pulmonaire, sur lesquelles j'en trouve quarante qui se sont terminées d'une manière heureuse. Ce résultat seul suffit déjà pour exciter la défiance de celui qui sait que, malheureusement, la thérapeutique la plus éclairée n'a pu encore arriver à guérir quarante phthisies sur cent onze. Nous avons bientôt la clef de tous ces succès, quand nous voyons l'auteur s'écrier : « Combien de simples rhumes qu'on fait dégénérer « en pneumonies ou en phthisies pulmonaires, par « des traitements incendiaires ! » (Portal, ouv. cité, tom. Ier, pag. 359.) En général, Portal donne le nom de phthisique à tout malade toussant, crachant, dépérissant et ayant une fièvre hectique. J'ai déjà dit que l'on trouve encore assez fréquemment des personnes n'ayant que des catarrhes pulmonaires chroniques, qui présentent également une fièvre avec dépérissement ; et cependant la différence anatomique entre le catarrhe et la phthisie est assez importante pour qu'on puisse, sans trop d'exigence, demander aux auteurs qui ont écrit sur ces maladies, des signes qui les distinguent l'une de l'autre. Dans le catarrhe, il n'y a qu'une supersécrétion de mucosités dans les bronches enflammées ; dans la phthisie, il y a altération organique du poumon.

Quoique ayant sans cesse le scalpel à la main, et terminant toutes ses histoires de phthisies par l'autopsie du malade, on dirait que Portal n'avait pas.

une idée bien nette de la nature de l'altération organique qui constitue essentiellement la phthisie pulmonaire. Presque nulle part il ne parle de tubercules,
mais de concrétions grumeleuses, d'abcès répandus
dans diverses parties du poumon. Dans l'observation
de l'abbé de Lamothe (Portal, ouv. cité, tom. 1er,
pag. 175) il donne comme un exemple de phthisie
par pléthore, l'histoire d'une véritable pleuro-pneumonie, que les détails de l'autopsie ne permettent pas
de méconnaître. Mais ce qui confirme le plus le jugement que je me permets de porter sur cet auteur,
c'est de le voir établir autant d'espèces de phthisie qu'il
y a de causes capables d'amener cette dégénérescence
du parenchyme pulmonaire. Il décrit des phthisies
*scrofuleuse, d'origine, pléthorique, suites de maladies
inflammatoires du poumon* (sous ce nom nous trouvons décrites de véritables pleurésies chroniques);
*suites de fièvres exanthématiques, catarrhale, rhuma-
tismale, scorbutique, calculeuse, vénérienne.* Certainement l'étude des causes n'est point à dédaigner,
non plus que celle des maladies générales et consti-
tutionnelles avec lesquelles la phthisie peut se com-
pliquer ; mais est-ce un motif suffisant pour établir
toutes ces espèces différentes, qui, au fond, ne diffèrent en rien les unes des autres ?

Cependant je n'abandonnerai pas l'ouvrage de
Portal sans le louer d'avoir reconnu la véritable

nature des vomiques, ces abcès du poumon qui ont tant occupé les nosologistes. Portal les regarde comme produites par une agglomération de tubercules : « La vomique est en grand, dit-il, ce que le « tubercule est en petit. » (Portal, ouv. cité, tom. II, pag. 311.) Nous verrons que cette idée a été pleinement confirmée par les recherches de Laënnec.

Thomas Reid, auteur d'un traité écrit en anglais, sur la phthisie pulmonaire, ne distingue pas mieux cette maladie des simples catarrhes ; la défi nition même qu'il en donne, prouve qu'il n'a pas une idée bien nette de sa nature : « La phthisie pulmonaire, « arrivée à son terme de confirmation véritable, dit « il, pourrait se définir : l'expectoration d'une ma « tière purulente arrachée des poumons par les ef « forts répétés d'une toux pénible, qu'accompagne « une fièvre d'un genre particulier, laquelle décide « des sueurs le matin, éprouve des rémissions dans « l'après-midi, et entraîne bientôt une perte consi « dérable de force et d'embonpoint. » (Reid, *Essai sur la nature et le traitement de la phthisie pulmonaire*, trad. de Dumas, pag. 4.) On ne trouve dans cette définition rien qui caractérise spécialement la phthisie, rien qui lui imprime un cachet particulier, la distinguant des autres maladies dont le poumon peut être atteint, et surtout du catarrhe chronique avec lequel elle peut surtout être confondue. N'y a-t-il

pas, en effet, des catarrhes à qui cette définition, ou pour mieux dire cette description, conviendrait parfaitement dans tous ses points, sans en excepter la fièvre et la perte des forces et de l'embonpoint? Ce n'est pas qu'on ne voie dans Reid une intention bien manifeste de distinguer les phthisies véritables et par conséquent incurables (car, d'après lui, il n'y a pas de guérison à espérer dans la phthisie), et les maladies qui simulent la phthisie sans l'être. « Les cures nom-
« breuses de phthisies confirmées que l'on nous cite,
« dit-il, n'en imposent souvent et ne s'accréditent
« qu'à la faveur d'une méprise qui fait confondre le
« mucus avec le pus lui-même » (Reid, ouv. cité, pag. 39.) Voulant prévenir de semblables erreurs, il indique les caractères auxquels on distingue le pus du mucus. Le principal de ces caractères consiste en ce que le pus mélangé à l'eau s'en sépare par le repos, pour se précipiter au fond du vase, tandis que cela n'a pas lieu pour le mucus. Mais ce caractère différentiel, auquel Reid attachait tant d'importance, est tout à fait insuffisant pour distinguer le pus du mucus. D'ailleurs, quand il serait aussi infaillible qu'il l'est peu, que prouverait-il? Qu'y a-t-il de plus commun que les crachats puriformes dans le catarrhe pulmonaire? « On doit accorder peu de confiance
« à l'inspection des crachats dans la phthisie pul-
« monaire, dit Laënnec, parce que les plus caracté-

« ristiques même, tels que ceux qui sont cendrés ou
« puriformes et vermiculaires, se rencontrent fré-
« quemment dans les catarrhes chroniques; et l'ex-
« pectoration des phthisiques n'est d'ailleurs, à un
« millième près, que le produit d'un catarrhe pul-
« monaire qui accompagne presque toujours l'af-
« fection tuberculeuse des poumons. » (Laënnec,
Traité de l'auscultation médiate, tom. 1er, pag. 689.)

Si les efforts que fait Reid pour distinguer les affections purement catarrhales des véritables phthisies pulmonaires ne sont pas couronnés de succès,
cependant il faut le louer d'avoir eu une idée nette
de la différence essentielle qui existe entre ces deux
maladies. La phthisie est toujours le résultat de la
présence dans le poumon de tubercules, dont il em-
prunte à Stark un bonne description. (Reid, ouv. cité,
pag. 46.) La substance parenchymateuse des poumons, comprimée par ces corps étrangers et sous-
traite pour ainsi dire à l'influence vitale, acquiert
par là la susceptibilité d'être dissoute et convertie en
pus qui, lui-même, par sa propriété dissolvante,
amène le ramollissement des tubercules et les fait
crever dans l'intérieur des ramifications bronchiques.
(Reid, ouv. cité, pag. 52.) Toutes ces choses sont
parfaitement justes, et, en vérité, l'on a peu ajouté
depuis à cette théorie. On ne trouvera peut-être pas
la même justesse dans la manière dont Reid explique

la fièvre hectique qui accompagne toujours la destruction du poumon , et qu'il fait dépendre de ce que
cet organe , ne recevant plus la même masse d'air
qu'à l'état normal, n'exhale plus la même quantité
de fluide lymphatique. La portion de ce fluide ,
retenue ainsi dans le corps , se combine avec le
phlogistique surabondant, pour produire la fièvre.
(Reid, ouv. cité, pag. 107.) Il ne valait vraiment pas
la peine de tant se fatiguer à combattre les anciennes
idées qui attribuaient à l'absorption du pus des poumons et à son mélange avec le sang , la fièvre des
phthisiques, pour y substituer une si pauvre théorie,
si peu vraisemblable et si inférieure à celle qu'il
rejette.

Quoi qu'il en soit, on peut dire que Reid est plus
avancé sur le point que nous discutons, c'est-à-dire
celui de la distinction de la phthisie d'avec le catarrhe
pulmonaire, que son traducteur, le professeur Dumas
de Montpellier. Du moins Reid a essayé d'établir un
diagnostic différentiel, et l'insuffisance de ses moyens
d'investigation est l'unique cause de son insuccès.
Dumas, au contraire, dans le discours préliminaire
qu'il a mis en tête de la traduction de Reid, s'atta-
chant à prouver que beaucoup de maladies chroniques prennent leur source dans la constitution pitui-
teuse des humeurs, ajoute : « que les fièvres catar-
« rhales ont un grand rapport, une filiation manifeste

« avec les maladies de poitrine qu'on nomme phthisies
« pulmonaires (Reid, ouv. cité, *Disc. prélim.* de Du-
« mas, pag. LXVI); » et plus loin : « Mais non-seule-
« ment le catarrhe donne lieu à la phthisie, les fièvres
« catarrhales ont aussi la plus grande affinité avec la
« fièvre hectique pulmonaire (pag. LXVII). » Mais ne
voulant pas juger les idées du professeur Dumas sur
quelques passages extraits d'un discours préliminaire, j'abandonne son sujet pour passer à un autre
professeur de cette université de Montpellier si féconde en hommes illustres, à Baumes.

Baumes, auteur d'un Traité sur la phthisie pulmonaire, couronné en 1784 par l'ancienne Société royale
de Médecine, pose comme caractère essentiel de la
phthisie pulmonaire, l'ulcération du poumon ; de
même que l'ulcération du foie, du mésentère ou des
reins constitue les phthisies hépatique, mésentérique
ou rénale, etc. Ainsi donc, la phthisie pulmonaire est,
suivant lui, une émaciation causée par la fonte purulente des poumons. Baumes a bien senti combien
cette définition restreignait les cas de véritables phthisies, et paraît bien avoir vu qu'elle péchait par son
étroitesse; car il ajoute aussitôt: « Mais les affections
« non ulcérées de ces mêmes organes qui, par leur
« influence sur l'économie animale, amènent le dé-
« périssement de la machine et la mort, méritent
« sans doute une dénomination particulière : c'est

« ainsi que les tubercules non suppurants doivent
« constituer une maladie spéciale qu'on appellera
« *étisie pulmonaire*, comme l'engorgement squirrheux
« du mésentère, du foie, de la rate constitue l'*étisie*
« mésentérique, hépatique ou splénique, etc. (Bau-
« mes, ouv. cité, tom. Ier, pag. 8). » En établissant
ainsi deux genres de maladies de poitrine, la phthisie
et l'étisie, ayant toutes deux pour caractère essentiel
l'émaciation et le dépérissement, Baumes ignorait ce
qui a été si bien établi par Laënnec d'abord, et ensuite par MM. Andral, Louis et les autres pathologistes qui ont marché sur ses traces, que ces deux
genres, si distincts dans son ouvrage, se confondent
dans la nature, que l'un précède toujours l'autre
parce que l'ulcération pulmonaire est toujours le
résultat de la présence de tubercules qui, après être
restés plus ou moins longtemps à l'état sec et station-
naire, se ramollissent, se liquéfient en quelque sorte
dans le pus dont leur présence occasionne la formation dans le parenchyme, et, entraînés par lui au dehors, laissent une ulcération à la place qu'ils occu-
paient. Quelle ligne de démarcation pourra-t-on donc
tracer entre ces deux états ? à quels signes différentiels les reconnaîtra-t-on ? C'est encore à l'examen
attentif des produits de l'expectoration que Baumes
s'adresse pour trouver ces différences ; et, à l'exemple
de Reid, il multiplie les expériences pour chercher à

distinguer le pus du simple mucus. Je ne détaillerai point ici tous les procédés minutieux qu'il emploie pour atteindre ce but, je ne citerai pas tous les réactifs à l'action desquels il soumet les produits dont il veut préciser la nature ; on peut les voir dans son ouvrage (tom. Ier, pag. 66). Quand ces procédés seraient aussi infaillibles qu'ils le sont peu, à quoi aboutiraient-ils, puisque de simples catarrhes, sans ulcération de la muqueuse des bronches, s'accompagnent quelquefois de crachats ne différant en rien de ceux de la phthisie confirmée ?

Quoique ne regardant pas la phthisie tuberculeuse comme une véritable phthisie, si ce n'est lorsque les tubercules ont passé à l'état de ramollissement, Baumes ne pouvait cependant pas ne pas indiquer les signes de la présence des tubercules secs dans les poumons. Il le fait après avoir décrit les caractères généraux du tempérament qui, selon lui, prédispose aux tubercules, et qui n'est que le tempérament scrofuleux exagéré. Les signes pathognomoniques qu'il indique sont : l'embarras de la respiration, qui ferait croire à un commencement d'asthme ; une toux sèche continuelle qui va en augmentant de fréquence et d'intensité, à mesure que les tubercules se multiplient ; les grandes inspirations sont difficiles et suivies de toux ; essoufflement à la moindre fatigue ; impossibilité de chanter ; pouls fié-

vreux ; amaigrissement ; sueurs irrégulières ; pâleur
générale, les joues seules restant colorées ; suppression des règles chez les personnes du sexe. Ces symptômes sont exacts, mais aujourd'hui ils ne suffisent
que pour autoriser le soupçon de tubercules ; car
nous verrons que l'auscultation jointe à la percussion
peut seule donner la certitude de leur présence. Mais,
aux yeux de Baumes, l'ensemble de ces symptômes
ne caractérise que la prédisposition à la phthisie ; et
il ignorait si complétement l'inévitable nécessité du
ramollissement des tubercules, qu'il consacre ensuite
de longues pages à l'étude des moyens propres à favoriser la résolution des tubercules et à prévenir la
fièvre hectique, sans laquelle il ne conçoit pas de
phthisie. Nous verrons que c'est encore un des progrès que l'auscultation a fait faire à la science, que
d'avoir prouvé que tout tubercule, une fois formé, ne
rétrograde jamais et ne peut être expulsé au dehors
qu'après avoir subi les périodes de ramollissement et
de suppuration.

Sur la question des vomiques, combien Baumes
est moins avancé que Portal qui cependant a écrit
bien avant lui ! Nous avons vu celui-ci reconnaître à
la vomique un caractère identique au tubercule, et
n'admettre de différence que pour le volume. Suivant
Baumes, la vomique peut être de deux espèces différentes : inflammatoire, ou lymphatique. Dans l'un et

l'autre cas, elle n'a rien de commun avec la phthisie; et si tant d'auteurs pensent avoir guéri des phthisiques, c'est qu'ils n'ont traité que des malades ayant des vomiques. (Baumes, ouv. cité, tom. Ier, pag. 408.)

Mais si tant d'auteurs s'y sont trompés, il faut bien que l'erreur soit facile; et alors, comment l'éviterat-on ? C'est ce que Baumes ne nous dit pas.

Passant enfin à la description de la phthisie ulcéreuse déclarée, Baumes indique comme symptômes principaux : les hémoptysies au début, les douleurs de poitrine, les maux de gorge et l'enrouement fréquent; une toux tenant souvent du hoquet, et n'imprimant fréquemment qu'une secousse brusque immédiatement avant l'expectoration ; altération des couleurs du visage et rougeur des joues, revenant par bouffées; vomissements fréquents, nullement en rapport avec la violence de la toux ou la quantité des aliments ingérés; sueurs nocturnes et rarement générales. Viennent enfin les signes tirés de l'examen des crachats et de la présence de la fièvre hectique. (Baumes, ouv. cité, tom. II, pag. 59.) Dans cette description de la phthisie déclarée, on reconnaît l'observateur judicieux et éclairé, à qui aucun détail n'échappe, et qui sait apprécier l'importance du moindre d'entre eux. Indubitablement on ne saurait refuser à ce tableau un caractère de vérité qui ne permet pas l'indécision; mais combien de phthisiques déclarés, chez qui l'on ne trouve pas tout cet ensemble de symptômes! Par exemple, que de malades dont les poumons renferment des cavernes tuberculeuses, même considérables, sans fièvre hectique!

J'aurai peu de choses à emprunter à Bayle, quoiqu'il ait publié un volume sur le sujet qui nous occupe (*Recherches sur la phthisie pulmonaire,* 1 vol.), dans lequel on trouve d'excellents détails anatomiques sur cette maladie. C'est à cet auteur que l'on doit la division, si longtemps admise, des symptômes de la phthisie, en quatre degrés ou périodes : d'*incubation,* de *début,* de *confirmation* et de *suppuration ;* mais il n'indique pas des limites précises à chacune d'entre elles, et aucun moyen de distinguer quand se fait le passage de l'une à l'autre, encore moins de reconnaître s'il y a simple catarrhe ou altération organique du poumon : et, de fait, il n'eût pas pu, mieux que les autres auteurs que j'ai cités, résoudre ce problème, à cause de l'insuffisance des signes sur lesquels on était réduit alors à fonder son diagnostic.

Mais je suppose ce que nous avons vu n'être pas, je suppose que ces signes diagnostiques eussent eu assez de valeur et d'importance pour permettre d'affirmer d'une manière positive s'il y a ou non altération organique des poumons, comment aurait-on pu désigner le poumon malade, dans le cas où l'un des deux serait resté sain ? Je sais bien que dans certains

cas les douleurs de poitrine des phthisiques ont un
caractère de fixité dans leur siége, qui autorise suffisamment à penser que ce siége est en même temps
celui de la désorganisation. Mais combien de phthisiques chez qui les douleurs sont vagues, changent
souvent de place, ou bien, si elles sont fixes, le sont
entre les deux épaules : ce qui ne permet de les attribuer qu'à la fatigue et à l'irritation des bronches, résultant de la persistance de la toux ! Je sais bien encore
que la connaissance du siége précis de l'altération n'est
pas d'une importance immédiate, et ne modifiera en
rien, dans la plupart des cas, les indications thérapeutiques ; mais n'importe, c'est là une précision de
diagnostic à laquelle l'usage du stéthoscope a tellement habitué, qu'il n'est plus permis aujourd'hui de
se contenter d'un diagnostic *à peu près*.

La méthode d'Awenbrugger, convenablement appliquée, permettait d'approcher un peu plus de ce
diagnotic localisateur ; mais son auteur ne paraît pas
l'avoir essayée dans la phthisie pulmonaire. Cependant
il parle du squirrhe du poumon et des vomiques. Or,
sous ces deux noms, nous devons entendre l'infiltration du parenchyme par la matière tuberculeuse, et
ensuite l'abcès ou caverne résultant du ramollissement subit de celle-ci : car, quant au véritable
squirrhe du poumon, et à la dégénérescence de la
substance en un tissu évidemment cancéreux, c'est

une chose rare en elle-même, et qui probablement
entraînerait la mort avant même que le cancer eût
pu faire de grands progrès. Or, Awenbrugger indique comme signe du squirrhe la diminution ou
même la suppression de toute sonoréité dans la partie affectée de la poitrine, en même temps que se
manifeste une toux assez rare, sans expectoration,
ou n'amenant que des crachats visqueux, etc.
(Awenbrugger, *Nouvelle Méthode pour reconnaître les
maladies internes de la poitrine, par la percussion de
cette cavité.* Trad. de Corvisart, page 275.) Décrivant
ensuite les signes qui indiquent que le squirrhe se ra-
mollit, et que le pus, en s'accumulant, va former une
vomique, il indique ce caractère fort important :
« Si vous mettez la paume de la main sur le lieu où
« la vomique a été découverte par le signe de la per-
« cussion, pendant que le malade crache, vous dis-
« tinguerez parfaitement le bruit du pus dans l'in-
« térieur de la poitrine, et cela pendant que le malade
« tousse...... A cette époque, le siége de la vomique,
« reconnu par la percussion, rend exactement le son
« d'une chair frappée, avant le commencement de
« l'expectoration. Mais il rend une résonnance ob-
« tuse aussitôt que la matière accumulée est rejetée,
« par le secours d'une toux violente, de la vomique
« récemment ouverte. » (Awenbrugger, ouv. cité,
pag. 334.)

Tous ces signes physiques, indiqués ici par Awen-brugger, ont une importance qu'il n'est pas besoin de démontrer ; leur seule énonciation suffit pour faire comprendre combien ils ont ajouté de précision au diagnostic. Qu'il me suffise de dire que Laënnec n'y a rien changé, mais que l'auscultation leur a donné un degré de certitude de plus, en les confirmant ou en les rectifiant quand il y avait lieu , ou enfin en les suppléant dans certains cas où il y avait impossibilité de les obtenir. Mais j'ai hâte d'exposer les changements que cette méthode a apportés dans le diagnostic des deux maladies qui nous occupent.

En premier lieu, dès qu'elle a été pratiquée avec soin, un diagnostic différentiel a été de suite indiqué, quoique les travaux de tant de pathologistes antérieurs à Laënnec n'eussent pu réussir à l'établir ; et cet immense résultat, dont les conséquences sont si importantes, est dû entièrement à l'auscultation. Dans le catarrhe pulmonaire, la sonoréité de la poitrine étant parfaitement naturelle, on entend dans la partie correspondante à la bronche enflammée un râle dont le timbre varie suivant la nature du catarrhe ; ordinairement sonore, grave, quelquefois sibilant, ou bien muqueux quand l'expectoration est abondante. En outre, il y a ordinairement absence de bruit respiratoire dans la partie du poumon qui avoisine la bronche malade, suite toute naturelle de

5.

l'obstruction de celle-ci par les mucosités qui l'engouent. Mais cette absence de bruit respiratoire ne pourra jamais être attribuée à un épanchement pleurétique, car son siége est trop circonscrit pour cela ; ni à une pneumonie non plus qu'à des tubercules encore à l'état crû, parce qu'elle n'est pas permanente, mais peut cesser comme survenir tout à coup : une crise de toux suffisant pour provoquer l'expectoration des matières qui engouent la bronche, et par là ramener la respiration à son état primitif, jusqu'à ce qu'un nouvel engouement la fasse cesser de nouveau. De plus, dans les trois maladies que je viens de nommer, la percussion de la poitrine produit de la matité, tandis que le catarrhe pulmonaire s'accompagne toujours d'une sonoréité très-grande. Et c'est ainsi que ces deux méthodes, la percussion et l'auscultation combinées ensemble, se donnent un mutuel appui, et, se rectifiant l'une l'autre, amènent à des résultats d'une certitude presque absolue.

Si les signes pathognomoniques du catarrhe pulmonaire sont aussi simples et faciles à reconnaître, ceux de la phthisie ne sont pas moins précis.

Les tubercules s'accumulent d'abord au sommet du poumon, et c'est presque toujours au-dessous de la clavicule qu'on en découvre les premiers signes. C'est à l'auscultation qu'on doit la connaissance de ce fait. Ce n'est pas que, lorsqu'ils sont encore très-petits et séparés les uns des autres par un parenchyme sain, ils se décèlent par le moindre signe physique; mais alors la santé est encore bonne, et si le malade tousse, cette toux est encore si peu de chose, qu'il est rare qu'il songe à consulter le médecin. Mais une fois que ces productions anormales commencent à s'accumuler, la sonoréité de la poitrine diminue en proportion directe de leur volume et de leur nombre ; et si les deux poumons sont atteints, comme il est rare qu'ils le soient également, la percussion produira sous les deux clavicules une inégalité de résonnance qui indiquera le plus malade. C'est ainsi que l'on a su que le poumon droit était en général plus fréquemment affecté que le gauche, ou du moins l'était presque toujours le premier. En même temps, et dans ces mêmes points, on cesse d'entendre le bruit respiratoire, qui est remplacé par une bronchophonie diffuse et plus ou moins marquée. Lorsque les tubercules commencent à se ramollir, la toux s'accompagne d'un gargouillement caractéristique, et la respiration, devenant caverneuse, indique qu'une excavation commence à se former dans le parenchyme. Alors la bronchophonie fait place à une pectoriloquie, qui, d'abord diffuse et obscure, devient de plus en plus nette et précise. La matité de la poitrine disparaît alors, et est remplacée par une résonnance qui, au premier abord, pourrait en imposer et faire croire à une amélioration, si l'état du malade empirant toujours ne prouvait bien que cette amélioration n'est qu'apparente. La pectoriloquie et la respiration caverneuse, signes véritablement pathognomoniques des cavernes pulmonaires, facilitent le diagnostic, au point que l'on peut préciser non-seulement le siége de la caverne, mais encore ses dimensions. Ce sont là des résultats auxquels sont arrivés tous les praticiens un peu exercés à l'art de l'auscultation. Que si la caverne est superficielle et fort rapprochée de la surface des poumons, de sorte qu'une lame mince du parenchyme la sépare de la cavité de la plèvre, la percussion, dans le point où elle est le plus superficielle, produira un *son de pot fêlé* tout à fait caractéristique, qui ne permettra pas d'hésitation sur la cause qui le produit ; et si une excavation superficielle a une partie de sa paroi la plus mince non adhérente à la plèvre, on le connaîtra au *souffle voilé* qui accompagne alors la toux caverneuse et la pectoriloquie.

L'importance de la pectoriloquie, comme signe pathognomonique de la formation d'une cavité dans le parenchyme pulmonaire par suite de la fonte des tubercules, était telle qu'il était de la dernière nécessité d'en bien préciser les caractères, et d'indiquer les causes capables d'égarer le praticien dans l'interprétation qu'il doit en tirer. On peut voir dans Laënnec les détails précieux qu'il donne à ce sujet, et que je ne crois pas devoir reproduire, comme étrangers à la question que je traite; seulement je ne crois pas devoir passer sous silence ce fait, que la pectoriloquie la plus évidente peut quelquefois cesser d'être perçue pour un temps plus ou moins long : il suffit pour cela que quelques mucosités s'accumulent dans la caverne qui en est le siége, ou obstruent les bronches qui s'y ouvrent. Il est évident que, dans ce cas, le rejet de ces matières par l'expectoration est indispensable pour le rétablissement des conditions qui produisent la pectoriloquie.

Il y a, dans l'appréciation de ce phénomène, quelques sources d'erreur contre lesquelles on doit se tenir en garde. La pectoriloquie étant toujours produite par la résonnance de la voix dans l'intérieur d'une cavité contre nature, creusée dans le parenchyme pulmonaire; la dilatation des bronches que l'on sait atteindre quelquefois le volume du petit doigt, quand tout un rameau bronchique est dilaté, ou le volume d'une aveline ou même d'une petite noix, quand une partie seulement de la bronche en est affectée, doit produire également la pectoriloquie; et alors l'erreur est facile. M. Andral cite un fait où elle a été commise. (Andral, *Cliniq. médic.*, tom. Ier, pag. 197.) La XIme observation de M. Louis en est un autre exemple. (Louis, *Recherches anatomico-pathologiques sur la phthisie,* pag. 235.) Mais avec de l'attention on peut, en général, s'en préserver. La dilatation des bronches, résultat ordinaire d'un catarrhe chronique, n'a jamais été précédée d'hémoptysies, ne s'accompagne pas de douleurs de poitrine et des symptômes de la fièvre hectique, qui sont le cortége ordinaire des excavations tuberculeuses. En outre, dans la dilatation des bronches, la pectoriloquie n'est jamais aussi franche, il est rare qu'elle ne se fasse pas entendre dans un espace beaucoup trop étendu pour qu'on puisse l'attribuer à une caverne, et enfin elle s'allie presque toujours à une sonoréité de la poitrine, qui ne s'accorde guère avec la présence de tubercules dans les poumons.

En général, la pectoriloquie est d'autant plus claire et distincte que la caverne a des parois plus minces et plus denses, et qu'elle est plus rapprochée des parois de la poitrine : une caverne de moyenne grandeur fournira une pectoriloquie plus évidente qu'une très-petite. Cependant le phénomène est quelquefois très-imparfait dans des excavations énormes. Dans celles, par exemple, qui atteignent un degré de capacité égal au volume du poing, surtout si l'excavation vient à communiquer avec quelque rameau bronchique important, la pectoriloquie cesse quelquefois tout à fait. Il en est de même dans le cas où la déchirure du parenchyme pulmonaire fait communiquer la cavité de la plèvre avec l'excavation ; mais alors la pectoriloquie est remplacée par deux autres phénomènes également certains : la *respiration amphorique*, et le *tintement métallique*. La respiration amphorique manque rarement et beaucoup moins fréquemment que le tintement métallique, qui exige, pour se produire, qu'il y ait peu de matière liquide dans la caverne, et que celle-ci soit d'ailleurs pleine d'air en communication avec les bronches. J'ai dit que la pectoriloquie cessait encore, lorsqu'une excavation tuberculeuse se rompt et se vide dans la plèvre : alors se développent les symptômes du pneumo-thorax, compliqué d'épanchement pleurétique. M. Louis a remarqué que cette déchirure s'accompagnait ordinairement d'un sentiment de douleur aiguë et subite, accompagné de dyspnée et suivi du développement des symptômes de la pleurésie aiguë. (Louis, ouv. cité, pag. 475.)

Tels sont les nouveaux signes que Laënnec a indiqués pour faciliter le diagnostic d'une maladie aussi importante, aussi grave que la phthisie pulmonaire. Il me resterait bien à dire que c'est à lui qu'appartient l'honneur d'avoir démontré irrévocablement que les vomiques, ces abcès du poumon dont les anciens s'étaient tant occupés, et sur lesquels ils avaient émis des opinions si divergentes, n'étaient que le résultat de la fonte subite et de l'expectoration instantanée d'une masse de tubercules. Nous avons déjà vu que Portal avait émis cette opinion. Laënnec, en la confirmant, a rendu un véritable service à la science. Mais comme ce n'est pas à l'aide de l'auscultation, mais bien par ses recherches anatomiques, qu'il est arrivé à ce résultat, je ne dois pas m'en occuper davantage.

Cela posé, voyons quels progrès en sont résultés pour la nosologie et la thérapeutique.

1° Une ligne de démarcation a été tirée à jamais entre le catarrhe pulmonaire et la phthisie. Différant l'une de l'autre par leur siége, qui est la muqueuse des bronches dans l'une, et le tissu cellulaire du parenchyme dans l'autre; par leur nature, qui est une inflammation dans la première, et dans la seconde une production inorganique accidentelle à laquelle l'inflammation est tout à fait étrangère; par leur pronostic, qui est infiniment moins grave dans le catarrhe que dans la phthisie, elles ont été démontrées différer encore par leurs signes, ce qui ne permet plus de les confondre l'une avec l'autre. Or, on sent de quelle importance il est de pouvoir distinguer le phthisique de celui qui ne l'est pas; celui pour qui le pronostic ne peut être qu'extrêmement grave, de celui qui a beaucoup de chances de guérison! L'importance de cette

distinction serait bien moindre, si la phthisie pulmonaire pouvait être engendrée par le catarrhe pulmonaire dégénéré; mais cette opinion, généralement admise avant le commencement de ce siècle, a été complétement démontrée fausse. Bien que les recherches
sagement dirigées de l'anatomie pathologique aient
contribué à ce résultat, l'auscultation n'y a pas été
entièrement étrangère, et c'est là un second avantage
à noter.

2° En effet, l'auscultation pratiquée avec soin, et
appliquée à un grand nombre de malades, a permis
de constater que le catarrhe pulmonaire ne contri-
buait pas plus à la production de la phthisie que la
pneumonie elle-même. On a vu des personnes at-
teintes de catarrhes chroniques, datant d'un grand
nombre d'années, ne présenter à l'auscultation aucun
des signes qui indiquent la formation des tubercules;
leur poitrine rendant toujours à la percussion un son
aussi sonore qu'à l'état normal; et l'autopsie confirmer toujours le diagnostic porté, et prouver que
le catarrhe pulmonaire peut étendre ses désordres
jusqu'à l'ulcération des bronches, sans qu'il se développe aucun tubercule dans le parenchyme. Si les
phthisies débutent toujours par un rhume, celui-ci
n'est que symptômatique}, et nullement la cause occasionnelle de l'éruption tuberculeuse. Quelle différence,
en effet, entre la toux sèche et saccadée de la phthisie

à son début, et celle du catarrhe qui ne tarde pas à revêtir un caractère d'humidité, à mesure que l'expectoration devient plus abondante! D'ailleurs, rien n'est plus fréquent que de trouver des tubercules crus dans les poumons de sujets morts d'une autre maladie et qui n'avaient jamais eu le moindre catarrhe, et chez qui ces tubercules, encore à l'état naissant, ne s'étaient décelés par aucun symptôme. Je pourrais bien ajouter qu'il est impossible d'attribuer le tubercule à une accumulation de pus concrété, et qu'il est infiniment probable que le phénomène physiologique et morbide, qu'on appelle *inflammation*, est complétement étranger à sa production. Mais ce serait entrer dans des discussions théoriques étrangères à mon sujet, et je m'en abstiens.

3° Un des résultats les plus intéressants qu'ait donnés l'auscultation, est l'existence constante d'un catarrhe pulmonaire, latent ou manifeste, pendant toute la durée des fièvres continues. Au début, et souvent pendant tout le cours de la fièvre, il ne s'accompagne ni de toux ni d'expectoration, et serait tout à fait ignoré si l'expectoration ne faisait entendre un *ronchus* sonore, quelquefois très-bruyant. M. Louis dit même, dans ses *Recherches sur la fièvre typhoïde* (tom. II, p. 283), que ce râle est ordinairement beaucoup plus bruyant et occupe un espace beaucoup plus étendu que dans le catarrhe pulmonaire aigu ordinaire, et que sa disproportion avec la toux et la dyspnée est telle qu'il en résulte un caractère spécial et caractéristique pour l'affection typhoïde : « de manière que sa présence dans un cas douteux, « quand l'affection est légère et les symptômes céré- « braux peu prononcés, pourrait éclairer le dia- « gnostic. » Quoi qu'il en soit, Laënnec, qui le pre- mier a signalé ce fait important, ajoute : « que ce « catarrhe se démasque quelquefois aux approches « des crises. Les crises par les crachats, observées « par les anciens praticiens et que j'ai eu souvent « occasion d'observer moi-même, ne sont pas « autre chose. » (Laënnec, *Auscult. méd.*, tom. Ier, pag. 195.)

4° Chez les enfants atteints de coqueluche l'aus- cultation fournit tous les signes qui indiquent l'exis- tence d'un catarrhe pulmonaire, c'est-à-dire un bruit respiratoire plus faible ou même nul dans quel- ques points, bien résonnant d'ailleurs à la percus- sion, une respiration puérile dans d'autres points, et quelquefois du râle muqueux ronflant ou sibilant. Mais tous ces signes disparaissent pendant les quintes: tant que celles-ci durent, on ne sent que l'ébranle- ment imprimé au tronc par les secousses de la toux; l'inspiration sifflante et prolongée, qui fait alors le caractère pathognomonique de la coqueluche, paraît se passer en entier dans le larynx et la trachée-artère. Ces résultats, s'accordant assez bien avec ceux fournis par l'anatomie pathologique , n'ont plus permis de douter que dans la coqueluche il y a congestion sanguine sur la muqueuse bronchique. Mais, cette congestion sanguine, est-elle cause ou effet de la maladie ? Quoique la manifestation de mon opinion sur ce point soit tout à fait inutile dans la question que je traite , puisque les motifs sur lesquels elle s'appuye ne sont nullement fondés sur les résultats de l'auscultation , je ne crois pas pouvoir m'abstenir de la faire connaître. Je dirai donc franchement que, bien que l'auscultation réunie à l'anatomie pathologique ait démontré dans la coqueluche l'existence d'un catarrhe pulmonaire aigu, je ne puis voir là qu'une simple coïncidence entre la bronchite et la névrose qui constitue la coqueluche : coïncidence qui n'est presque jamais manifeste , parce que les symptômes de la névrose couvrent ceux de la bronchite. Mais quelquefois les symptômes de l'une et de l'autre peuvent se montrer isolés , comme M. Blache en cite un exemple dont un de ses propres enfants est le sujet. Chez ce jeune malade on observait alternativement une toux simplement catarrhale , et des quintes tout à fait convulsives. (Blache, art. COQUELUCHE, du *Dict. de médecine*, 2ᵉ édition.) Comment, en effet, une phlegmasie des bronches expliquerait-elle la marche particulière et tout à fait anormale de la coqueluche ; l'absence de fièvre ; la facilité du retour des quintes sous l'influence de causes morales , telles qu'une frayeur ou une contrariété ; le retour presque immédiat du libre exercice des fonctions dans l'intervalle des quintes ; l'opiniâtreté extraordinaire de cette affection , bien autrement difficile à guérir qu'une bronchite, etc., etc. ?

Au reste , je dois dire que Laënnec, tout en signalant l'existence des symptômes du catarrhe pulmonaire dans la coqueluche, n'a pas cependant regardé cette maladie comme une simple phlegmasie : il la décrit, dans son ouvrage , sous le nom de catarrhe convulsif, et en proclame hautement la nature éminemment nerveuse. Si un certain nombre de médecins sont tombés dans cette erreur, de ne regarder la coqueluche que comme une inflammation ordinaire , ce n'est point l'auscultation qui les y a entraînés ; mais ils ne l'ont fait qu'en jugeant cette question d'après des idées bien arrêtées de faire cadrer cette affection morbide avec cette théorie exclusive, qui faisait de l'inflammation la source unique de nos maladies.

5° L'auscultation pratiquée avec soin, et combinée surtout avec la percussion, permettra de reconnaître dans des tubercules, existant encore à l'état latent dans le parenchyme pulmonaire, la cause des symptômes généraux, tels que fièvre, amaigrissement, anorexie, etc., que l'on ne saurait, sans cela, à quoi attribuer. Rien, en effet, n'est plus commun que la phthisie latente; il est même probable que les tubercules pulmonaires ne manifestent leur présence par la toux et la dyspnée qu'un certain temps après leur apparition. Mais une chose tout à fait inexplicable et dont on douterait presque si l'auscultation n'en fournissait la preuve, c'est que quelquefois ils commencent à provoquer les symptômes généraux avant qu'aucun symptôme local soit venu déceler leur existence. De là le précepte, pour tout praticien prudent, d'ausculter tous ses malades, ou du moins ceux qui peuvent prêter le moindre fondement à un soupçon de tubercules.

6° C'est à l'auscultation que l'on doit, au moins autant qu'à l'anatomie pathologique, la connaissance de ce fait jusqu'alors douteux, de la possibilité de la guérison de la phthisie pulmonaire, du moins pour un temps plus ou moins long. C'est à l'aide de ce puissant moyen d'investigation, que Laënnec a acquis la certitude que presqu'aucun phthisique ne mourait de la première attaque de cette maladie terrible; que les cavernes creusées dans le parenchyme pulmonaire par la fonte et l'évacuation des tubercules, persistaient quelquefois des temps très-longs, le malade conservant du reste toutes les apparences de la santé : l'autopsie démontrait plus tard qu'elles s'étaient tapissées d'une fausse membrane qui, avec le temps, devient presque cartilagineuse et forme comme une paroi préservant le parenchyme, qui sans elle eût été à découvert. Mais, il faut bien en convenir, cette connaissance n'a pas amené des résultats aussi satisfaisants pour l'humanité qu'on eût été en droit de l'espérer. La certitude où l'on est actuellement de la possibilité de la cicatrisation des cavernes tuberculeuses est bien compensée par cette autre certitude non moins absolue, qu'il se fait ordinairement et chez presque tous les malades une irruption secondaire de tubercules, qui se ramolliront comme les précédents et creuseront dans le parenchyme de nouvelles cavernes, rendront l'hémathose encore plus difficile, et produiront ainsi la fièvre hectique et ses terribles conséquences.

7° Jusqu'ici j'ai énuméré les avantages qui sont résultés, pour le diagnostic de la phthisie pulmonaire et du catarrhe, de la découverte de Laënnec; on demande encore quels sont ceux qu'en a retirés la thérapeutique de ces deux maladies. Evidemment il y a eu un grand avantage, pour le traitement du catarrhe pulmonaire, à pouvoir préciser que la muqueuse bronchique seule est malade. Quelle assurance en est résultée pour le praticien ! combien il a dû être plus hardi à employer des méthodes de traitement, au succès desquelles il savait d'avance qu'aucune altéra-

tion organique grave ne s'opposait ! Pour la phthisie,
il est peut-être résulté un effet contraire, et il est difficile que le découragement ne s'empare pas du praticien qui s'assure d'une manière indubitable que le
malade qui lui demande la santé est atteint de tubercules pulmonaires. Mais, en vérité, pourrait-on en
faire le reproche à l'auscultation? Ce n'est pas la certitude du mal qui l'augmente, et il me semble qu'il
vaut toujours mieux connaître la gravité du danger
que court le malade, que de rester dans une incertitude qui ne lui est aucunement avantageuse.

D'ailleurs, l'auscultation et la percussion combinées (car, autant réunies elles sont utiles, autant
isolées elles fourniraient des résultats imparfaits),
en permettant de préciser le siége des cavernes pulmonaires, ont fourni l'idée de moyens thérapeutiques auxquels sans elles on n'eût jamais songé. C'est
ainsi que M. Piorry a essayé de traiter la phthisie par
la compression de la poitrine, pratiquée au niveau
des cavernes tuberculeuses, au moyen d'une pyra-
mide formée avec des compresses et maintenue avec
une bande. Les résultats qu'il prétend en avoir obtenus, sont : la suppression immédiate de la pectoriloquie, que remplace un bruit respiratoire naturel;
une facilité plus grande d'expectoration, et en même
temps une diminution notable des matières expec-
torées. (Voyez *Bulletin clinique de juin 1836, et Gazette*

médicale de Paris de 1836., pag. 476.) Je n'ai pas entendu dire que le succès ait généralisé cette méthode;
mais enfin c'est une tentative qui sans l'auscultation
n'eût jamais été faite, et c'est bien dans une maladie
telle que la phthisie pulmonaire qu'on peut répéter
cet aphorisme : *Melius est anceps remedium quàm
nullum.*

Mais pour l'auscultation, comme pour toutes les
choses humaines, il est difficile que les éloges ne
soient pas tempérés par quelques reproches ; et je
crois qu'on peut en adresser quelques-uns de fondés,
relativement à la phthisie, à cette découverte, du
reste si admirable. Arrivant dans un moment où
l'anatomie pathologique, cultivée avec plus d'ardeur
que jamais, marchait rapidement à son but avoué
de localiser toutes les maladies et de rayer des ca-
dres nosologiques les maladies générales, l'auscultation, en permettant de suivre jour par jour les progrès
de la désorganisation pulmonaire , a favorisé encore
plus cette tendance vicieuse de l'esprit médical de
notre époque. Dès lors, pour beaucoup de médecins,
la phthisie n'a plus été qu'une maladie locale, bornée
au poumon et n'affectant que sympathiquement
le reste de l'organisme. Que de puissantes objections
à faire, cependant, à cette théorie ! Pourquoi la
fièvre hectique n'est-elle nullement en rapport avec
l'étendue des lésions que présente le poumon ? Pour-

6.

quoi voit-on la consomption et le marasme, arrivés à leur dernier degré, accompagner de très-petites cavernes pulmonaires, chez des personnes qui avaient encore une très-grande partie du parenchyme sain, tandis que d'autres, dont les poumons sont aux trois quarts détruits, vivent encore pendant un temps très-long? Pourquoi cette coïncidence constante de lésions du larynx, de l'estomac et des intestins, avec la destruction des poumons par les tubercules? Est-ce la sympathie du poumon avec ces organes qui en est la cause ? Mais alors, pourquoi les pneumonies aigües ne provoquent-elles pas ces sympathies ? Enfin, comment expliquer le développement simultané des tubercules dans presque tous les organes en même temps ; et cette loi qui, sans être aussi constante que le croyait M. Louis quand il l'a formulée, n'en est pas moins très-souvent confirmée par l'expérience : *que l'on ne trouve jamais de tubercules dans aucun organe, sans en trouver en même temps dans les poumons ?....*

La phthisie pulmonaire n'est donc pas une maladie locale, mais elle atteint en même temps tout l'organisme. Elle résulte d'un travail morbide qui s'opère dans tout le corps en même temps : une altération profonde de la nutrition paraît en être la cause, et ce n'est pas à tort que les anciens avaient décrit une *constitution tuberculeuse.* Au reste, d'excellents esprits n'ont pas tardé à protester contre cette tendance fâcheuse, imprimée à l'étude de la phthisie par l'auscultation ; et le docteur James Clarck a publié à Londres, en 1834, un *Traité de la consomption ou phthisie tuberculeuse*, dont le but a été de ramener les praticiens vers l'étude de la *constitution et de la cachexie tuberculeuses*, sur lesquelles il émet des idées éminemment judicieuses, mais qu'il n'entre pas dans mon plan de développer ici.

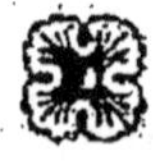

CHAPITRE III.

Du Pneumo - Thorax.

Ce chapitre sera court, car il sert en quelque sorte
d'appendice aux deux précédents. La maladie dont
nous allons nous occuper un instant est en effet
presque toujours la suite d'une pleurésie chronique,
ou de la phthisie pulmonaire. Sous le nom de pneumo-thorax, on désigne une accumulation de gaz ou
fluides élastiques dans les cavités thoraciques. Les cavités de la plèvre n'en contiennent-elles point dans
l'état naturel ? l'opinion générale est négative sur ce
point. Cependant Laënnec pensait, d'après M. Ribes,
que les plèvres pouvaient bien, dans l'état normal,
en renfermer une faible quantité provenant de la va-
porisation du fluide qui les lubréfie constamment à
leur surface interne. Quoi qu'il en soit de cette opinion, il est certain que ce gaz, s'il existe, est tou-

jours inaperçu dans les autopsies. Mais il arrive quelquefois que la plèvre en est tellement remplie, que le gaz accumulé refoule violemment le poumon vers sa racine, et distend d'une manière très-sensible les parois du thorax.

Cette maladie, quoique loin d'être rare, n'avait fixé l'attention d'aucun auteur, lorsque M. le docteur Itard, depuis mort médecin des sourds-muets, la choisit pour sa dissertation inaugurale. Mais si l'honneur de la première description n'appartient pas à Laënnec, on ne lui refusera pas celui d'en avoir, le premier, fixé d'une manière certaine le diagnostic, que nous allons prouver tout à l'heure être extrêmement difficile, sinon impossible, sans l'auscultation.

Un gaz peut se rencontrer dans la plèvre, même en grande quantité, sans qu'il existe la moindre solution de continuité, ni la moindre altération de cette membrane, ni aucun épanchement quelconque dans sa cavité. Mais ce cas n'est pas le plus commun. Presque toujours il y a en même temps un épanchement liquide dans la plèvre : que ce liquide soit du pus, ce qui est le plus fréquent, ou de la sérosité, comme dans l'hydro-thorax, ou du sang provenant d'une plaie pénétrante de la poitrine, ou enfin de la matière tuberculeuse sortie d'une vomique ouverte dans la plèvre ; dans tous ces cas, sauf le dernier, on est forcé d'admettre que le gaz contenu dans la plèvre est le produit de la décomposition putride des liquides épanchés, origine que fait souvent soupçonner la fétidité de son odeur. Quand l'épanchement est formé par la matière tuberculeuse d'une caverne, si celle-ci ne communique pas avec les bronches, on est bien encore forcé d'attribuer la production du gaz à la décomposition de la matière épanchée. Mais si, ce qui est le plus commun, on trouve dans cette caverne les orifices de quelques rameaux bronchiques, il n'y a plus de doute, ce gaz n'est plus que de l'air atmosphérique qui a passé dans la plèvre.

Nous avons déjà vu que cette affection avait été presque oubliée par la plupart des auteurs antérieurs à Laënnec : ne la regardant que comme un phénomène rare et de peu d'importance, on ne s'était nullement attaché à préciser les symptômes propres à la faire reconnaître. Mais eût-on cherché à établir cette symptômatologie, il eût été impossible d'y réussir. Comment, en effet, des symptômes généraux, aussi vagues que ceux qui se tirent de l'état du pouls, de l'inspection de la langue et de la matière des excrétions, pourraient-ils servir à faire reconnaître et différencier les nombreuses maladies dont la poitrine peut être atteinte ? Aussi, sous ce rapport, la méthode proposée par Awenbrugger, et si habilement développée et appliquée par Corvisart, a-t-elle fait faire un pas immense à la pathologie, et préparé les succès que l'auscultation devait procurer à la même science.

La percussion seule, cependant, ne pourrait pas, dans tous les cas, faire distinguer d'une manière précise et indubitable le pneumo-thorax. Lorsque cette affection est portée à un haut degré, l'augmentation progressive de la clarté du son dans le côté malade primitivement, peut bien la faire soupçonner ; mais on a à se tenir en garde contre une cause de méprise grave. La matité plus grande du côté sain peut faire regarder comme malade celui qui est à l'état normal, et comme sain précisément celui qui est le siége du mal. Cependant cette erreur ne pourrait être commise que par quelqu'un qui n'aurait pas suivi la maladie dans tout son cours, et encore la douleur existant au côté affecté de pneumo-thorax pourrait-elle dans la plupart des cas prévenir une erreur.

M. Piorry, dans l'article du *Dictionnaire des Sciences médicales*, relatif à la maladie qui nous occupe, a proposé comme un moyen très-propre à faire reconnaître la complication du pneumo-thorax avec un épanchement dans la plèvre, de percuter le malade dans des positions différentes. Le liquide, comme le plus pesant, gagne toujours la partie la plus déclive, et le son est successivement clair et mat dans la même partie de la poitrine. Mais l'application de cette méthode est difficile dans la plupart des cas; et pour obtenir les résultats les plus concluants possible, il faudrait pouvoir percuter le malade, d'abord dans la situation verticale, et ensuite dans la position inverse, pour que le sommet de la poitrine en devînt momentanément la base, ce qui est moralement impossible. Enfin, s'il existait des adhérences, la percussion pourrait induire en erreur. Cela est vrai, mais on doit ajouter que ces adhérences deviendraient causes d'erreur pour toutes les autres méthodes, même pour l'auscultation.

Doit-on compter davantage sur la pression abdominale, proposée par Bichat, et préconisée encore par M. Piorry, pour aider le diagnostic des maladies de poitrine? Il est certain que, toutes choses égales, la pression abdominale est incomparablement plus pénible pour les sujets qui portent un épanchement d'air ou d'eau dans la poitrine, que pour ceux qui n'ont que le poumon enflammé. Mais quels renseignements vagues fournit un tel moyen! quelle incertitude aurait un diagnostic fondé sur une telle base? D'ailleurs la pression abdominale sera plus ou moins facile à pratiquer, non-seulement suivant le plus ou le moins de vacuité de la poitrine, mais encore suivant le plus ou le moins de sensibilité du sujet. Et enfin, ce moyen eût-il toute l'efficacité que son auteur lui attribuait, il ne servirait jamais à indiquer la nature de ce qui remplit la plèvre, et ne pourrait point faire connaître si ce sont des gaz ou un liquide qui s'opposent à ce que l'on soulève le diaphragme, par la pression abdominale, autant qu'on pourrait le faire dans l'état naturel.

L'auscultation seule pourra donc fournir des renseignements assez certains pour permettre de reconnaître le pneumo-thorax dans la presque totalité des cas, sinon dans tous : c'est ce qu'il me sera facile de prouver.

On doit distinguer deux espèces de pneumo-thorax : 1° le pneumo-thorax essentiel, c'est-à-dire la simple accumulation de gaz dans une des cavités de la poitrine, sans épanchement dans la plèvre ; 2° le pneumo-thorax compliqué d'épanchement.

Le pneumo-thorax sans épanchement est extrêmement rare, mais enfin on en possède des observations : (voy. l'Obs. xxxvie de Laënnec, tom. II, pag. 249.) On le reconnaîtra à ce que la percussion rendant un son beaucoup plus clair du côté malade que du côté sain, on constate à l'auscultation une absence complète de bruit respiratoire dans ce côté malade, l'autre côté continuant à présenter le murmure respiratoire comme à l'ordinaire. Ainsi, absence de bruit respiratoire coïncidant avec l'augmentation de la sonoréité de la poitrine, tels sont les signes pathognomoniques du pneumo-thorax simple. L'emphysème pulmonaire présente bien , il est vrai, des symptômes analogues, et surtout la même coïncidence; mais, dans l'emphysème, l'absence de bruit respiratoire n'est jamais aussi complète que dans le pneumo-thorax ; et si quelquefois elle pouvait se présenter aussi absolue, alors elle le serait dans toute l'étendue du côté malade de la poitrine, sans exception; tandis que dans le pneumo-thorax, quelque considérable que soit la quantité des gaz accumulés dans la plèvre, on peut toujours entendre le murmure respiratoire le long de la colonne vertébrale, point où se trouve refoulé le poumon, absolument comme nous avons vu qu'il l'était dans l'hydro-thorax. En outre, l'emphysème pulmonaire se développe lentement, et peut exister à un haut degré de développement, sans que le malade cesse de vaquer à ses occupations; tandis que le pneumothorax survient brusquement, atteint de suite un développement considérable, et ne se présente que chez des malades alités et déjà affaiblis par de longues souffrances.

Le pneumo-thorax avec épanchement est, comme nous l'avons dit, le plus fréquent de tous. Lorsqu'il existe, qu'il soit ou non compliqué de fistule pulmonaire, et qu'il y ait ou non communication de la cavité de la plèvre avec les bronches , c'est le seul cas d'épanchement auquel on puisse appliquer la méthode explorative conseillée par Hippocrate, pour reconnaître l'empyème : je veux parler de la succussion de la poitrine. Il est certain que lorsque du pus est renfermé dans la plèvre, sans en occuper toute la capacité, le reste étant rempli par une accumulation de gaz ou d'air atmosphérique, la succussion de la poitrine produira le plus souvent un bruit facile à percevoir au stéthoscope, et qui parviendra même quelquefois à l'oreille nue des assistants. On peut lire dans Laënnec la savante dissertation qu'il a faite sur cette méthode des Asclépiades, qui est restée si longtemps dans l'oubli le plus complet, faute d'avoir été comprise par les divers commentateurs d'Hippocrate. Presque tous les auteurs qui se sont occupés de ce passage des œuvres du père de la médecine ont regardé cette méthode comme impraticable, et surtout comme ne devant donner aucun résultat. Cette opinion des commentateurs, vraie si l'on parle des épanchements ordinaires, est évidemment fausse dès qu'il est question d'hydro-pneumo-thorax : et il demeure établi que l'audition du bruit de fluctuation dans la poitrine prouve que cette cavité contient des gaz, outre la matière de l'épanchement; car le liquide ne peut flotter que dans un espace vide, c'est-à-dire rempli d'air.

Mais ce signe, quelque important qu'il soit, n'est heureusement pas le seul auquel on puisse reconnaître la lésion qui nous occupe. Laënnec en a indiqué deux autres qui, lorsqu'ils existent, ne permettent pas de douter que de l'air et du pus sont contenus simultanément dans une des cavités de la plèvre. Ce sont : la *respiration amphorique,* et le *tintement métallique.* Laënnec croyait que le tintement métallique ne pouvait avoir lieu que dans les cas de communication fistuleuse des bronches avec la cavité de l'épanchement ; mais il paraît, d'après quelques cas bien observés, quoique rares, que cette condition n'est pas indispensable : elle l'est, au reste, pour la respiration amphorique, dont la présence indique nécessairement la communication des bronches avec la plèvre.

Quel est le phénomène qui produit le tintement métallique ? Ici nous trouvons une véritable anarchie parmi les auteurs, qui tous l'attribuent à une cause différente. Laënnec pensait que, pour que le tintement métallique eût lieu, il fallait que, le malade venant à se relever brusquement dans son lit, une goutte de liquide restée à la paroi supérieure de la poitrine se détachât et tombât sur le reste de l'épanchement. Son opinion s'étayait sur ce qu'un véritable tintement métallique a lieu toutes les fois qu'une goutte d'eau tombe d'un peu haut dans une carafe à moitié vide. Pour lui, la similitude des résultats prouvait l'analogie des causes.

M. Beau, dans un article inséré dans les *Archives générales de médecine* (mars 1834), a proposé une autre théorie du tintement métallique. Ce médecin pense que ce bruit vraiment caractéristique est toujours produit par la rupture d'une bulle d'air au milieu d'un épanchement thoracique, pleural ou caverneux. Suivant lui, le tintement métallique ne peut être produit que par cette cause ; mais comme certains malades présentent quelquefois ce bruit plusieurs jours de suite et sans interruption, on peut se demander ce que deviendrait alors l'énorme quantité du gaz, qui irait toujours en s'accumulant dans la plèvre, si cette supposition était vraie.

L'opinion de Laënnec, fondée sur un fait vrai, ne pouvait évidemment s'appliquer à tous les cas de tintement métallique. Celle de M. Beau, vraie aussi dans quelques circonstances, ne peut davantage prétendre à l'honneur d'expliquer tous les faits. Aussi beaucoup d'auteurs les ont-ils admises toutes les deux, comme rendant compte des circonstances diverses qui peuvent favoriser la production du tintement métallique. Mais quelques-uns ont indiqué d'autres circonstances, comme indispensables pour que ce phénomène eût lieu. Ainsi, le docteur Guthrie affirme que la présence d'une certaine quantité d'air comprimé est une condition *sine quâ non* pour la production des bruits métalliques. Le docteur Thomas

Davies veut que cet air soit agité à la surface du liquide épanché; et le docteur Houghton ne regarde ces bruits que comme un écho, qui lui-même est la reproduction de la chute d'un liquide dans la cavité, et de l'entrée de l'air par une ouverture fistuleuse.

Enfin d'autres auteurs ont rejeté toutes ces théories, pour leur en substituer d'autres qui ne me paraissent pas même aussi admissibles. Parmi ceux-ci je ne citerai que le docteur Bigelow, qui, dans ses remarques sur le pneumo-thorax insérées dans le 4me cahier, pour 1838, de *The American Journal of medical Sciences*, après avoir exposé toutes les objections qui l'empêchaient d'admettre les théories de Laënnec et des autres que j'ai cités, établit en principes résultant d'expériences auxquelles il s'est livré : 1° que « la cause immédiate ou excitante du tinte- « ment métallique, est une commotion subite et « forte du liquide dans une cavité vibrante......, le « même phénomène pouvant avoir lieu quand une « partie du liquide est lancée en haut par la toux, « puis retombe sur le reste : » (n'est-ce pas là un re- tour à la goutte tombante de Laënnec ?); 2° « la ré- « sonnance amphorique est produite par la réver- « bération de l'air dans une cavité vibrante, et sans « l'impulsion sonore du liquide ; etc. »

Quoi qu'il en soit de ces diverses explications, notons comme un fait d'une haute importance que la valeur significative du tintement métallique n'a pas changé, et que ce phénomène est toujours le signe pathognomonique d'un épanchement d'air et de liquide dans la même cavité, cette cavité communiquant presque toujours avec les bronches. Cependant je dois dire que le tintement métallique et la respiration amphorique peuvent aussi se présenter, dans le cas d'une caverne pulmonaire très-vaste, à peu près vide. Mais, même dans ce cas, « il est difficile « de se méprendre, dit Laënnec : un reste de pecto- « riloquie, le peu d'étendue de l'espace dans lequel « le tintement métallique, la résonnance amphorique « et le son tympanique donné par la percussion se « font entendre, et l'absence de la fluctuation, carac- « térisent une vaste excavation pulmonaire ; la toux, « d'un autre côté, détermine quelquefois un gargouil- « lement ou une légère fluctuation qu'elle ne produit « jamais dans le pneumo-thorax. » (Laënnec, ouv. cité, tom. II, pag. 357.)

Après ce que je viens d'exposer des nouveaux signes fournis par l'auscultation pour le diagnostic du pneumo-thorax, il ne me sera pas difficile de dire quel progrès cette invention a fait faire à la science sur ce point. Ce progrès est immense ; il consiste à rendre reconnaissable pendant la vie une affection qui jusqu'alors avait toujours été inaperçue avant la mort, et que même, en la reconnaissant sur le cadavre, on s'accordait à ne regarder que comme une lésion cadavérique, un phénomène de l'agonie. Laënnec dit, dans son ouvrage, que, pendant qu'il suivait les cours de Corvisart, il lui a vu faire plusieurs fois l'ouverture de sujets atteints de pneumo-thorax, chez aucun desquels cette affection n'avait été soupçonnée. « On ne contestera pas, ajoute-t-il, à « ce célèbre professeur ni le talent de l'observation, « ni l'habileté à tirer parti de la percussion; et par « conséquent la meilleure preuve que l'on puisse don- « ner de l'insuffisance de cette méthode pour faire « connaître le pneumo-thorax, est qu'il a été mé- « connu dns ces eas. » (Laënnec, ouv. cité, tom. II, pag. 259.) Certainement, une affection méconnue par Corvisart est d'un diagnostic difficile; et ce n'a pas été un petit service rendu à la science, que de rendre ce diagnostic facile à tous.

Que si l'on demande quel avantage en est résulté pour la thérapeutique du pneumo-thorax, je répondrai que c'en est un déjà très-grand que d'être fixé sur la nature de la lésion dont est atteint le sujet qui réclame des secours. Or la précision du diagnostic est nécessairement un acheminement à une thérapeutique plus efficace; et n'eût-on pas encore atteint ce but désiré, c'est déjà un grand bien que de savoir quelle est l'étendue du mal auquel on doit parer. Maintenant si l'on réfléchit que le pneumo-thorax est

le plus souvent un mode de terminaison d'une maladie ordinairement mortelle, soit pleurésie chronique, soit phthisie pulmonaire ; si l'on considère
qu'il est le plus ordinairement un phénomène des
derniers temps de la maladie, on verra qu'il était
tout naturel qu'un cas aussi grave présentât peu
d'indications thérapeutiques, et l'on sera moins
disposé à rendre l'auscultation responsable du peu
de progrès qu'a fait la science par rapport à son
traitement.

CHAPITRE IV.

Des Maladies du Cœur.

Jusqu'à ce moment j'ai eu à constater des progrès réels que la science du diagnostic a dus exclusivement à l'auscultation ; j'ai prouvé que cette admirable invention avait rendu la connaissance des maladies du poumon et de la plèvre aussi facile qu'elle était auparavant hérissée de difficultés. Ici mon rôle change, et au lieu d'une admiration exclusive pour les résultats obtenus , je serai amené à me demander si des résultats positifs ont été réellement constatés, et si la pathologie du cœur a gagné quelque chose à l'auscultation. Mais avant d'entamer la discussion de cette proposition, qui, je ne me le dissimule point, doit paraître à beaucoup de personnes un véritable paradoxe , voyons où en était la science relativement aux maladies du cœur, lorsque Laënnec commença à appliquer sa nouvelle méthode d'exploration à leur étude.

De toutes les découvertes que la physiologie a jamais faites, la plus brillante, sans contredit, et celle qui a eu le plus d'influence sur la pathologie, c'est la découverte de la circulation du sang. Outre le jour nouveau qu'elle répandit sur l'une des fonctions les plus importantes de l'économie, elle eut encore cet immense avantage de prouver que les anciens n'avaient pas tout connu et tout dit. Une fois détruit le prestige dont était encore revêtu le grand nom de Galien, on vit les médecins, désormais plus hardis, ne plus se borner au rôle stérile et ingrat de commentateurs, et entrer avec courage dans le vaste champ de l'observation, où de si riches moissons les attendaient. De toutes les parties de la pathologie, celle qui dut nécessairement gagner le plus à cette révolution scientifique, ce fut celle qui concerne les maladies du cœur, que Harvey venait de démontrer revêtu de fonctions si importantes, et jusqu'à lui méconnues. Avant cette époque à jamais célèbre dans les fastes de l'art, l'étude de ces maladies avait été complétement négligée, et si l'on en rencontre quelques observations éparses çà et là dans les auteurs antérieurs au XVIIᵉ siècle, ce n'est que comme faits rares, curieux, extraordinaires qu'ils sont rapportés, et non point dans le but de les coordonner pour les ratta-

cher à une théorie. Mais une fois que Harvey eut
fait connaître, en 1619, sa belle découverte, la discussion animée qui s'éleva sur cette question pro-
voqua d'importantes recherches, qui toutes profitè-
rent à la pathologie du cœur, en éclairant de plus en
plus sur sa structure et le mécanisme de ses fonctions. Dès lors on vit Lower, Ruysch, Vieussens,
Leuwennoheck, Haller multiplier les recherches et
les expériences, au point de ne plus rien laisser pour
ainsi dire à découvrir sur l'anatomie et la physiologie du cœur ; tandis que Laucisi, Albertini, Bonnet
et Valsalva enrichissaient successivement son histoire pathologique d'une multitude de faits curieux,
qu'il ne resta plus à Morgagni qu'à compléter, à
réunir et à comparer entre eux, avec sa sagacité si
remarquable, pour faire de ses xvii et xviii Lettres,
qu'il consacre aux anévrismes du cœur et de l'aorte,
une des parties les plus remarquables de son bel ouvrage : *De sedibus et causis morborum.*

Il n'entre pas dans mon plan d'analyser les écrits
de ces divers auteurs, dans lesquels je trouverais, sans
même en excepter Morgagni, beaucoup de détails
anatomiques, mais fort peu de données propres à
éclairer le diagnostic. Je m'en tiendrai à deux écrivains dont les ouvrages me semblent résumer assez
bien ce qui a été dit de mieux sur les maladies du
cœur, avant Laënnec : je veux parler de Sénac et de
Corvisart.

Le *Traité de la structure du cœur, de son action et de ses maladies*, par Sénac, publié en 1749, est certainement ce qui avait paru de plus remarquable jusqu'alors sur cet important sujet. Cet immense ouvrage est divisé en six livres, dont le dernier seulement est consacré aux maladies du cœur. C'est aussi le seul dont je m'occuperai, quel que soit le mérite des cinq premiers, où Sénac traite longuement l'anatomie et la physiologie du cœur, mérite tel qu'il n'a rien moins fallu que l'incomparable éclat des travaux de Haller pour les éclipser un peu à l'époque où ils parurent.

L'idée qui domine dans les premiers chapitres que Sénac consacre aux maladies du cœur, c'est celle de l'extrême difficulté de leur diagnostic. Après avoir démontré que des maladies étrangères au cœur simulent cependant celles-ci de manière à provoquer presque infailliblement une erreur, il ajoute : «Mais, « lorsqu'en séparant les accidents des autres parties « des accidents qui viennent du cœur, on est par- « venu jusqu'à lui, on retombe dans de nouveaux « embarras : car où est la cause du désordre? Elle « peut être dans les ventricules, dans les oreillettes « ou dans les divers ressorts qui y sont renfermés ; « c'est tout ce que nous en savons : on ignore si elle « est dans les cavités droites ou dans les gauches; « les symptômes, qui devraient varier selon les par-

« ties qui les produisent, ne sont pas différents ; ils
« se réduisent à des palpitations, à des tremble-
« ments, à des inégalités, en un mot, à une action
« déréglée. » (Sénac, ouv. cité, tom. II, pag. 315.)

On voit si Sénac se dissimulait les difficultés de la
question. Peut-être, au reste, cette énergique expo-
sition était-elle une condition de succès, car les questions qu'on approfondit le mieux sont celles que
l'on a ainsi examinées sous toutes leurs faces. Aussi
notre auteur aborde-t-il courageusement la solution
du problème qu'il s'est posé, et l'on ne peut qu'admirer la sagacité qu'il met à en dégager les incon-
nues. Il consulte en premier lieu le type de la maladie ; et, de son état intermittent ou continu, de la
permanence des accidents ou de leur cessation mo-
mentanée, il conclut à l'existence de lésions organiques, ou à l'état sain du cœur. Le pouls lui
fournit aussi des signes importants : sa petitesse et
son irrégularité constantes dénotent une altération
des oreillettes ou des ventricules ; l'état contraire
prouve que le cœur n'est pas altéré dans son organisation. Si les accidents se sont développés à la suite
d'une passion violente, comme la colère, ou bien
après un effort ou des coups reçus sur les côtes, il y
a à craindre quelque vice du cœur ; tandis que si cet
organe n'a été agité qu'après une cause légère, comme
une suppression de règles, par exemple, il est pro-

bable que ce sont les nerfs qui portent le trouble dans ses mouvements. La durée de la maladie est encore une circonstance importante : ainsi la récidive des hydropisies est une forte raison de soupçonner une maladie du cœur. Enfin, s'il est impossible de connaître certaines maladies en particulier, on peut les connaître en général, et, quoiqu'on ne puisse déterminer si les valvules sont ossifiées ou s'il y a une tumeur dans les ventricules, cependant il n'est pas indifférent de connaître que le cœur est malade. (Sénac, ouv. cité, tom. II, pag. 317 et suiv.)

Je ne puis m'empêcher de convenir que ces seuls éléments ne suffisent pas pour arriver à un diagnostic certain ou même probable d'une lésion du cœur ; mais la faute n'en est pas à Sénac, et l'on doit le louer d'avoir su en tirer autant de parti qu'il l'a fait : il n'y avait qu'un praticien aussi éclairé qui pût ainsi créer artificiellement un diagnostic sur des inductions dont la base est si légère en apparence. D'ailleurs, quand l'occasion s'en présente, il ne néglige pas de recueillir des signes ailleurs que dans ces données. Ainsi, c'est lui qui a signalé la fluctuation du liquide entre la cinquième et la sixième côte dans certains cas d'hydro-péricarde ; signe qui ne se présente pas aussi fréquemment qu'il le croyait, mais que Corvisart et M. Bouillaud ont rencontré depuis.

Je passe sous silence les chapitres qu'il consacre aux

inflammations du cœur et à l'étude de diverses autres lésions, telles que les végétations, les concrétions
osseuses ou pétrées des valvules, les déplacements du
cœur, etc. : chapitres remarquables par la grande
quantité de faits qu'on y trouve consignés et par la
judicieuse critique à laquelle ils sont soumis, mais
qui ne nous présentent rien d'intéressant relativement au diagnostic, qui était pour Sénac aussi difficile, ou, pour mieux dire, aussi impossible qu'il l'est
encore pour nous; et j'arrive à celui où il traite des
anévrismes du cœur.

Les signes sur lesquels il cherche à en établir le
diagnostic sont les suivants : douleurs sourdes et gra-
vatives dans la région du cœur; difficulté de la respiration, qu'il attribue à l'abaissement du diaphragme
par le cœur dilaté (la gêne des poumons eût été une
explication bien plus naturelle); pouls petit, préci-
pité, irrégulier; palpitation universelle de tout le système artériel, qu'on sent en même temps à la tête,
aux bras et aux cuisses (Sénac convient du reste que
ce signe n'appartient pas exclusivement aux anévrismes du cœur, et qu'il l'a observé dans d'autres
maladies de cet organe); battement des jugulaires,
enflure des extrémités, et quelquefois épanchements
dans les cavités. (Sénac, ouv. cité, tom. II, pag. 473
et suiv.) Sénac avait trop de jugement pour ne pas
sentir qu'il n'est aucun de ces signes qui n'appar-

tienne également à toutes les maladies du cœur; aussi en ajouta-t-il bientôt un autre qu'il dit *être plus que des soupçons et des vraisemblances.* « Si la « main, appliquée à la région du cœur, sent une « masse qui frappe les côtes dans un grand espace, « c'est là une preuve décisive des dilatations.» (Sénac, ouv. cité, tom. II, pag. 485.) Mais dans le cas de simple hypertrophie du cœur sans dilatation des cavités, le cœur frappe le sternum d'un coup fort et sec qui peut bien en imposer pour celui d'une masse, à cause de la vibration qu'il communique à tout le sternum. Il est vrai que Sénac ne distinguait pas encore l'hypertrophie de la simple dilatation, distinction qui n'a été bien établie que postérieurement même à Corvisart.

Cherchant plus loin à établir un diagnostic différentiel entre les anévrismes du cœur et ceux de l'aorte, il réduit à trois principaux les signes caractéristiques de ces derniers : 1° siége des battements dans un point du thorax autre que la région précordiale, et qui varie suivant la partie de l'aorte qui est malade; 2° douleurs beaucoup plus vives dans les anévrismes de l'aorte que dans ceux du cœur ; 3° production de tumeurs extérieures par les premiers qui, lorsqu'ils sont volumineux, carient les côtes et font saillie en dehors. (Sénac, ouv. cité, tom. II, pag. 489.) Depuis Sénac aucun signe différentiel nouveau n'a été indiqué, et il faut avouer que quand ils se présentent réunis, ce qui malheureusement n'a pas lieu dans tous les cas, ils doivent certainement éclairer beaucoup le diagnostic.

Je m'arrête là dans l'analyse de l'ouvrage de Sénac, et je crois pouvoir dire en terminant que c'est l'œuvre la plus complète qui eût encore paru sur ce sujet, et qu'il serait encore presque au niveau de la science, sans les travaux de Corvisart et de l'école anatomique moderne.

L'*Essai sur les maladies et les lésions organiques du cœur et des gros vaisseaux,* par Corvisart, se distingue au premier abord par l'application au diagnostic de ces maladies, de la méthode d'Awenbrugger, ce qui lui donne de suite une prééminence marquée sur tout ce qui avait été publié jusqu'alors. L'idée de ce mode d'exploration est si naturelle pour les maladies du cœur, que je ne serais point éloigné de croire que c'est en se livrant à leur étude qu'Awenbrugger l'a inventée. Où trouver en effet une opposition plus tranchée que celle qui existe entre la matité de la région précordiale et la sonoréité des parties voisines de la poitrine? La délimitation des points où ces phénomènes divers se passent est toujours précise, et, là où la matité cesse, la sonoréité commence, sans qu'il y ait de l'une à l'autre un espace où elles se confondent. La raison en est simple : le

cœur, organe massif, épais, est enveloppé immédiatement de toutes parts, excepté en avant, par les
poumons toujours pénétrés par l'air (dans l'état sain
bien entendu), et par conséquent toujours légers et
crépitants. L'augmentation de l'espace où la matité
précordiale se fait entendre devient donc un signe
précieux, surtout joint aux autres signes rationnels,
dont Corvisart a donné un exposé plus exact et plus
approfondi qu'on ne l'avait fait avant lui.

Je sais bien qu'on peut faire quelques reproches à
la percussion appliquée aux maladies du cœur. Le
volume de cet organe variant suivant les sujets, on
doit être dans l'incertitude si l'étendue de l'espace où
l'on trouve la matité est normale ou pathologique.
Mais quel est le médecin qui ne saura pas distinguer
si cette étendue dépasse le volume raisonnable et
probable du cœur, chez le sujet qu'il examine ? Et
d'ailleurs les variations de volume du cœur n'atteignent jamais les limites où le cas pathologique commence pour le praticien, qui ne songe à percuter la
poitrine que lorsque déjà les symptômes généraux
ont fixé son attention. En second lieu, la percussion
permettra-t-elle de distinguer une augmentation de
volume du cœur, d'une accumulation de sérosité dans
le péricarde ? Non certainement, si l'on veut s'en rapporter à ses seuls résultats. Mais explorez avec la
main les battements du cœur, étudiez-en le rhythme,

et comparez-le à celui du pouls ; consultez les symptômes généraux et sympathiques que présente le malade, et peut-être parviendrez-vous à vous approcher de quelques degrés de plus de la vérité. Quelle est donc la méthode d'exploration qui seule puisse remplacer toutes les autres, et n'ait pas besoin d'être combinée avec elles pour donner des résultats plus certains ? L'auscultation elle-même, celle dont les résultats ont été les plus brillants, ne peut pas se passer de cette union avec les autres ; à combien plus forte raison la percussion !

D'ailleurs Corvisart est loin de s'en tenir exclusivement à la percussion, et il étudie les autres symptômes avec un soin inconnu avant lui. Lisez ce qu'il dit du *facies propria* des malades affectés d'une lésion du cœur ; de l'engorgement du système veineux de tout le corps ; du pouls jugulaire, qu'il veut qu'on distingue bien de celui des carotides sous-jacentes ; des battements du cœur souvent sensibles à la vue, et s'accompagnant d'une *sorte de bruissement ou trouble particulier de la circulation quand il y a rétrécissement des orifices* (n'est-ce pas là le bruit de soufflet indiqué avant Laënnec ?) ; de la saillie des parois de la poitrine, qu'il a signalée le premier, sous le nom de *voussure* du thorax ; de l'engorgement du foie, qui accompagne si souvent ces lésions ; de l'enflure des membres, provenant de ce que le sang ne peut pas rentrer dans l'abdomen (Corvisart, ouv. cité, pag. 373 et suiv.) : et dites ensuite s'il a négligé aucun des éléments propres à le faire arriver au but de ses recherches ; de reconnaître sur le vivant les maladies du cœur. Sans doute il n'a pas levé toutes les difficultés, il n'a pas fait disparaître toutes les incertitudes ; mais ces difficultés et ces incertitudes exist.nt encore aujourd'hui, et nous allons bientôt examiner si l'auscultation a produit des résultats bien satisfaisants, pour la solution de toutes ces questions.

De tout ce que je viens de dire, je me crois en droit de conclure qu'avant Laënnec la théorie des maladies du cœur avait été poussée plus loin et était plus avancée que celle de certaines maladies des poumons et de la plèvre, et qu'il était encore plus facile de reconnaître un anévrisme du cœur que certaines pleurésies chroniques et certaines phthisies. Que ne devait-on donc pas attendre pour le complément de l'art du diagnostic de ces maladies, de la brillante découverte de Laënnec ! Hélas ! ces flatteuses espérances ont été déçues ; et si l'anatomie pathologique du cœur a fait de nouveaux progrès, le diagnostic de ces maladies en est resté , ou peu s'en faut , au point où Corvisart l'avait laissé,

Chose singulière et bien digne de réflexion ! L'auscultation a amené à un point très-rapproché de la perfection , et au delà duquel il semble ne plus y avoir de progrès possible, le diagnostic des maladies du poumon et de la plèvre, qui jusqu'alors était resté si imparfait, en dépit des efforts de tant d'hommes supérieurs, que l'on devait presque désespérer de le voir s'améliorer : et celui des maladies du cœur, pour lequel il semblait y avoir si peu à faire pour le perfectionner, elle l'a laissé à peu près ce qu'il était, si ce n'est plus embrouillé et plus difficile.

D'où peut provenir une différence si grande entre les résultats de l'application de la même méthode aux maladies du cœur, d'une part, et à celles du poumon, de l'autre ? pourquoi tant de certitude pour celles-ci, et tant d'incertitude pour les premières ? Tout provient de la différence du point de départ. L'auscultation des poumons, en effet, se fondait sur cette simple et unique base, que toute modification au bruit normal de la respiration indiquait un obstacle quelconque à ce que l'acte respiratoire s'exécutât comme dans l'état ordinaire. Cette donnée admise, il n'y avait plus qu'à rechercher anatomiquement à quelle lésion correspondait tel bruit ou tel râle que le stéthoscope amenait à l'oreille de l'observateur. Ce travail a été fait ; et si la symptômatologie nouvelle qui en est résultée s'est trouvée de suite d'une certitude inébranlable, c'est que le principe sur lequel elle était fondée était lui-même hors de contestation. Le bruit respiratoire ne pouvait être attribué qu'à la dilatation des vésicules pulmonaires par l'air atmosphérique : aucune autre explication ne pouvait en être donnée, tant celle-ci est évidente, puisqu'elle résulte des fonctions mêmes du poumon. Ce bruit respiratoire, toujours le même dans l'état normal, ne pouvait être modifié que d'une manière uniforme par la même lésion chez quelque sujet qu'on l'observât, et cette modification du bruit ne pouvait qu'être toujours en rapport avec la nature de l'obstacle que cette lésion apportait à la fonction respiratoire. De là, comme je l'ai dit, la certitude des symptômes nouveaux que Laënnec a assignés aux maladies de poitrine. Cette certitude, que l'induction seule aurait suffi pour faire soupçonner, tant elle découlait de la nature même des choses, s'est trouvée encore résulter de l'expérience de tous les jours ; en sorte que pour ces maladies l'art du diagnostic n'a plus rien à gagner, et qu'il ne reste plus qu'à la thérapeutique à tirer parti des immenses lumières que Laënnec a versées dans une partie de la science autrefois si obscure.

Mais, pour les maladies du cœur, il n'y a malheureusement rien de semblable ; et, en premier lieu, il n'y a pas de point de départ fixe pour pouvoir interpréter d'une manière certaine les modifications que peuvent présenter les bruits du cœur. En effet, pour assigner une valeur certaine et réelle à ces modifications, il faudrait être d'accord sur la cause de ces bruits du cœur, et sur ce point il y a autant d'opinions différentes presque que d'auteurs.

Laënnec ne s'est expliqué nulle part d'une manière formelle sur la cause à laquelle il attribuait ces bruits; mais il est facile de voir, à la complaisance avec laquelle il analyse les expériences de MM. Erman et Wollaston sur les bruits produits par la contraction de certains muscles, que c'est à la contraction même des ventricules et des oreillettes qu'il attribue ce double bruit qui accompagne les battements du cœur. Suivant lui, le premier bruit plus sourd, isochrone au pouls, est produit par la contraction des ventricules; le second, plus éclatant et qui suit immédiatement, résulte de la contraction des oreillettes; et l'espace court, mais cependant bien remarquable, qui sépare ce double bruit de celui qui va suivre, correspond au repos du cœur. (Laënnec, ouv. cité, tom. II, pag. 404 et suiv.)

Longtemps admise sans difficulté, comme si le grand nom de son auteur lui eût servi de rempart et de préservatif contre toute critique, cette théorie fut légèrement modifiée par M. Marc Despine qui, dans un Mémoire lu à l'Académie de Médecine le 29 juillet 1831, arriva par la voie d'exclusion à ce résultat: que le premier bruit était dû à la contraction des ventricules, et le second à leur dilatation. Mais enfin l'idée-mère de la théorie de Laënnec subsistait tou-jours, et la contraction des fibres charnues du cœur était reconnue pour la cause des bruits de cet organe. Tout à coup cette théorie trouva des contradicteurs ; et dès que le signal fut donné, de nouvelles théories surgirent toutes à l'envi, ne s'accordant entre elles que dans le renversement complet des idées de Laënnec.

Ce fut M. Pigeaux qui commença le premier cette espèce d'insurrection scientifique contre l'illustre auteur de l'auscultation, dans une thèse soutenue à Paris en 1832, intitulée : *Diverses propositions relatives à la physiologie et à la pathologie du système circulatoire;* et dans un Mémoire intitulé : *Examen critique et comparatif des divers systèmes qui ont été émis sur la cause des bruits du cœur. (Archives générales de Médecine*, tom. XXX, pag. 356; novembre 1832.) Le but de M. Pigeaux dans ces divers travaux était de démontrer que la production du son est due au choc du sang lancé par l'oreillette contre les parois des ventricules, pour le premier bruit qu'il appelle *bruit inférieur;* et au choc du même liquide contre les parois de l'aorte et de l'artère pulmonaire, pour le second bruit ou *bruit supérieur.* Mais, en émettant cette opinion, M. Pigeaux n'avait pas réfléchi à la contradiction flagrante où elle était avec les faits. Car, si le premier bruit est dû au choc du sang contre les parois des ventricules, et correspond par conséquent à la contraction des oreillettes, comment se fait-il qu'il soit isochrone au pouls ? La pulsation artérielle devant évidemment coïncider avec le bruit résultant de la contraction du ventricule, elle devrait être isochrone avec le second bruit ou le *bruit supérieur*. Or le contraire a lieu, c'est une chose qu'on ne peut nier, et ce seul fait annihilait la théorie de M. Pigeaux. Aussi, dans l'ouvrage qu'il vient de publier récemment sous le titre de : *Traité pratique des maladies du cœur* (Paris, 1839), M. Pigeaux a-t-il modifié sa théorie, en ce sens que le premier bruit ou bruit *inférieur* serait dû au frottement du sang contre les parois des ventricules, les orifices et les parois des gros vaisseaux ; et que le deuxième bruit ou bruit *supérieur* serait produit par le frottement du sang contre les parois des oreillettes, les orifices auriculo-ventriculaires et la cavité des ventricules. (Pigeaux, ouv. cité, pag. 49.) Cette nouvelle théorie, devant laquelle tombe complétement l'objection dont je viens de parler, a de plus le mérite de s'accorder assez bien avec le mécanisme des contractions du cœur, tel que l'admettent tous les physiologistes. Mais cela ne suffit pas pour la faire passer du rang d'opinion scientifique à celui de vérité incontestable, et je n'ai point à m'occuper des arguments à l'aide desquels l'auteur prétend l'y faire arriver.

Le docteur Spittal, dont j'ai déjà mentionné les expériences relatives au râle crépitant de la pneumonie, a émis une idée à peu près semblable à celle de M. Pigeaux sur la cause des bruits du cœur, qu'il explique également par le frottement du sang contre les parois de cet organe. Selon cet auteur, le mouvement des fluides sur les solides détermine la production du son ; et il fonde son opinion sur une expérience dans laquelle, appuyant l'oreille sur un petit tuyau de plomb qui conduisait de l'eau à un robinet, toutes les fois que celui-ci était ouvert il entendait un bruit de frottement très-distinct, dont l'intensité était toujours en rapport avec le degré d'ouverture du robinet; et, en l'ouvrant et le fermant alternativement, il obtenait un bruit tout à fait semblable au bruit de râpe que l'on entend dans certaines maladies du cœur.

Le docteur Hope, auteur d'un excellent Traité des maladies du cœur, publié en 1832, a adopté sur la cause des bruits du cœur une opinion qui diffère des précédentes, en ce qu'elle place cette cause dans l'entre-choquement des colonnes sanguines dans l'intérieur de cet organe. Au moment de la systole, la couche de liquide en contact avec les ventricules reçoit une impulsion qui, venant à se propager, non sans collision de particule à particule, produit le premier bruit. Celui-ci est renforcé par l'entre-choquement des courants nombreux qui s'échappent de l'intervalle des colonnes charnues du cœur. Au moment de la diastole, le sang venant des oreillettes s'introduit avec violence dans les ventricules; mais la dilatation de ces derniers venant à s'arrêter brusquement, cela détermine une réaction contre le liquide admis dans la cavité ventriculaire : de là la production du second bruit.

A peu près à la même époque où se publiaient les écrits dont je viens de parler, M. Rouannet soutenait dans une thèse intitulée : *Analyse des bruits du cœur* (Paris, 1832), que les bruits du cœur sont dus au jeu des valvules de cet organe ; le premier bruit étant produit par les valvules auriculo-ventriculaires, lors de la contraction des ventricules, et le second bruit ayant lieu au moment où la réaction élastique des artères aorte et pulmonaire redresse les valvules sygmoïdes de ces vaisseaux. Cette théorie entrevue par M. Carswell, et adoptée par M. Bouillaud dans son *Traité clinique des maladies du cœur* (1835), et par M. Ph. Bérard, dans son article *Cœur (Physiologie)*, de la 2e édition du *Dictionnaire de Médecine ou Répertoire général des Sciences médicales*, est étayée sur des raisons et des expériences qui la rendent infiniment plus probable que les autres. Cependant je dois dire qu'elle prête le flanc à une objection grave, dont ses adversaires ont tiré un grand parti pour la combattre : c'est qu'expliquant assez bien les bruits no maux du cœur, elle est insuffisante pour les bruits pathologiques, que, dans presque aucun cas, on ne peut rapporter au jeu des valvules. Aussi M. Rouannet et ses partisans sont-ils forcés, pour faire cadrer ces bruits anormaux avec leur théorie, d'admettre un autre élément dans la production des bruits du cœur, le frottement du sang contre les parois des cavités qui le renferment. Cette objection est plus spécieuse que fondée, mais ce n'est point mon affaire de la réfuter : seulement j'en tirerai une nouvelle preuve qu'il n'y a pas une liaison évidente et incontestable entre les bruits du cœur et la cause qui les produit, puisque déjà nous avons constaté sur ce point tant d'opinions opposées dont aucune ne présente ces caractères d'évidence qui entraînent tous les suffrages.

Mais nous ne sommes point au bout de toutes ces théories, et j'en poursuis la revue. M. Magendie a lu à l'Académie des Sciences, dans sa séance du 3 février 1834, un Mémoire dans lequel il s'efforce de prouver que le double bruit du cœur reconnaît pour cause le choc successif de la pointe du cœur et de la base de cet organe contre la paroi antérieure du thorax. La théorie de M. Magendie a été aussitôt réfutée que produite par M. Bouillaud qui, ayant mis à nu le cœur d'un coq et celui d'une lapine, et ayant isolé complétement l'organe des parois solides de la poitrine , a parfaitement entendu le double bruit du cœur. (Bouillaud , ouv. cité, tome 1er, pag. 123 et suiv.)

Enfin , M. Piorry a inséré dans les *Archives générales de Médecine* (juin 1834) un article où , réfutant par des expériences contraires celles sur lesquelles M. Rouannet a fondé sa théorie, il arrive à ce résultat : 1° que le jeu des valvules ne produit pas les bruits du cœur ; 2° que les bruits du cœur droit sont plus forts que ceux du cœur gauche ; 3° qu'il est tenté d'attribuer le bruit sourd aux contractions du cœur gauche , et le bruit clair à celles du cœur droit. En écrivant cela, M. Piorry oubliait que les contractions des ventricules sont simultanées , et que les deux bruits ne le sont pas.

Mon but , en énumérant ainsi longuement les différentes théories qui ont été émises sur la cause des bruits du cœur , n'a pas été de discuter quelle était la meilleure : cela n'entrait pas dans mon sujet ; mais seulement de montrer combien les opinions ont été divergentes sur ce point. Il eût été cependant indispensable que l'on fût d'accord sur la cause de ce bruit, pour qu'on pût en interpréter les modifications perceptibles au stéthoscope , d'une manière uniforme. Aussi trouverons-nous le même défaut d'accord entre les auteurs, sur la valeur des bruits anormaux du cœur.

Ces bruits anormaux se rapportent tous au bruit de soufflet, au bruit de râpe ou de scie, et au frémissement cataire. Voyons ce qu'en disent les auteurs qui se sont occupés de leur interprétation.

Laënnec commence ainsi le chapitre qu'il leur a consacré sous ce titre, *Des anomalies des bruits du cœur ou des artères :* «Les phénomènes dont je vais parler « sont d'autant plus remarquables, qu'entre tous « ceux qu'a fait connaître l'auscultation médiate, « *seuls ils ne sont liés à aucune lésion des organes* « *dans laquelle on puisse trouver leur cause.* » (Laënnec, ouv. cité, 2ᵉ édit., tom. II, pag. 421.) Et, en effet, en lisant ce chapitre on voit que Laënnec ne regardait ces différents bruits que comme des phénomènes nerveux, résultats d'une modification particulière de l'innervation. Dès lors leur valeur séméïotique est nulle, et il est impossible d'en tirer aucune induction pour la localisation d'une affection du cœur.

Dance, qui dans son article *Auscultation*, du nouveau *Dictionnaire de Médecine*, a suivi pas à pas Laënnec, sans s'expliquer formellement sur les bruits divers dont nous parlons, reconnaît que les signes stéthoscopiques, dans les maladies du cœur, sont loin d'avoir la certitude qu'ils ont dans les maladies de poitrine, et qu'on ne doit y avoir égard qu'autant qu'ils s'accordent avec les symptômes généraux qui ne peuvent jamais varier.

M. Bouillaud, que nous avons vu adopter l'opinion de M. Rouannet sur les bruits du cœur, et les rapporter comme ce physiologiste au jeu des valvules, regarde les différents bruits anormaux dont nous parlons, et surtout le bruit de soufflet, comme pathognomoniques des rétrécissements des orifices. La colonne sanguine venant de l'oreillette, forcée de traverser plus rapidement l'orifice rétréci pour pénétrer dans le ventricule, mugit et souffle comme une rivière qui, après avoir coulé tranquillement et silencieusement, vient tout à coup à rencontrer un obstacle. (Bouillaud, ouv. cité, tom. 1er, pag. 173.) Mais comme M. Bouillaud ne pouvait pas ignorer que trop de faits contradictoires et authentiques s'opposaient à ce qu'on rattachât, dans tous les cas, ce bruit de soufflet à un rétrécissement organique de l'orifice auriculo-ventriculaire, il établit plus loin qu'il a également constaté le bruit de soufflet dans les cas de polype du cœur; dans ceux de concrétions fibrineuses formées dans les ventricules, à une époque évidemment antérieure à la mort; dans des cas d'hypertrophie des ventricules, les orifices n'étant pas rétrécis; et, enfin, dans un cas d'hémorrhagie qui entraîna plus tard la mort du malade (à l'autopsie on trouva le cœur sain). Dans tous ces cas, M. Bouillaud explique le bruit de soufflet par un excès de frottement du sang contre les parois des orifices.

Quelle que soit la valeur de cette explication, il n'en résulte pas moins que M. Bouillaud a observé le bruit de soufflet dans un assez grand nombre de cas différents pour qu'il ne soit pathognomonique d'aucun en particulier.

Enfin, M. Pigeaux termine les pages qu'il a consacrées à l'étude des bruits anormaux par les conclusions suivantes : « Pour nous résumer, nous voyons « 1° que tous les bruits anormaux, loin d'être autres « que les bruits physiologiques, n'en sont qu'une « simple modification, résultant d'un frottement « accru soit par la rapidité insolite du sang, ou par « les aspérités, la rigidité des valvules qui s'opposent « à son passage ; 2° que les bruits normaux sont « simplement voilés par les bruits pathologiques, « mais qu'ils n'en existent pas moins ; 3° que les bruits « anormaux n'ont pas de valeur absolue pour désigner « telle ou telle altération des valvules, et qu'ils « peuvent ne pas exister alors même que les valvules « sont le plus gravement altérées. »

En présence de ces faits, ne suis-je pas autorisé à dire avec M. Littré, auteur de l'article *Cœur* (*Pathologie générale*), de la 2ᵉ édition du *Dictionnaire de Médecine :* « Quant aux bruits de râpe et de soufflet « permanents, ils indiquent en général une altération « des orifices, soit artériels, soit auriculo-ventricu- « laires. Mais quelle altération, et de quels orifices?

« C'est là que se présentent les difficultés. *Il est clair*
« *que les explications qu'on donnera dépendront de la*
« *théorie qu'on se sera faite sur les bruits du cœur.* »

La réflexion de M. Littré est tellement juste que,
quoi qu'elle ait été émise en 1834, elle se trouve encore
aujourd'hui confirmée par la divergence des théories
nouvelles qui ne cessent d'être proposées pour l'explication de ces divers bruits. Ainsi, M. Beau a inséré
dans les *Archives générales de Médecine*, en 1838,
un article intitulé : *Recherches sur la cause des bruits
anormaux des artères, et application de ces recherches
à l'étude de plusieurs maladies, et principalement de
la chlorose.* L'auteur, adoptant l'opinion émise déjà
par plusieurs physiologistes, que les bruits anormaux des artères sont dus au frémissement produit
par l'ondée sanguine sur la paroi artérielle par un
frottement exagéré, établit en principe que la condition indispensable pour la production des vibrations dans les tubes est la présence d'une masse de
liquide trop grande pour la capacité du vaisseau.
Partant de ce principe, il cherche à prouver que, dans
toutes les maladies où l'on a constaté des bruits artériels anormaux, cette disproportion existe entre le
calibre des vaisseaux et la quantité de sang qui doit
les traverser. Cela ne lui est pas difficile pour les anévrismes simples ou variqueux. Mais appliquant sa
théorie à d'autres maladies dans lesquelles on a quel-

quefois entendu des bruits de soufflet ou autres dans les artères, il en tire la conséquence que, dans la *pléthore*, il y a surabondance de sang continue, capable de produire cette disproportion ; dans l'*hypocondrie* il y a également surabondance de sang, mais passagère ; que la *chlorose*, loin d'être une variété d'anémie, est bien plutôt produite par une exubérance de sang, différant de la pléthore en ce que ce sang est dépouillé d'une partie de ses qualités nutritives, et par conséquent décoloré et plus abondant en sérosité : opinion, soit dit en passant, assez contradictoire aux faits, et que M. Beau serait bien embarrassé de prouver.

Un autre écrivain, M. Delaharpe, de Lausanne, s'occupant du même sujet dans un Mémoire inséré dans les *Archives générales de Médecine* d'août et septembre 1838, sous le titre de *Nouvelles recherches sur le bruit de soufflet des artères*, est arrivé, par des expériences qu'il est inutile de rapporter ici, à ce résultat : que la densité du sang joue un très-grand rôle dans la production du bruit de soufflet des artères ; que ce bruit est, en général et toutes choses égales d'ailleurs, d'autant plus intense que le sang est moins épais et le courant plus rapide ; que ce bruit est produit dans l'artère par le courant du liquide qui la parcourt, absolument de la même manière que les ondes et les vibrations sonores naissent dans une colonne d'air qui parcourt un tube.

Partant de ce principe, l'auteur nie que le bruit de soufflet puisse être entendu dans les cas de *pléthore* et pense que dans les observations où l'on a constaté ce bruit il y a eu erreur, et que le bruit de soufflet observé se rapportait à quelque autre affection. Dans les cas d'hypocondrie, où l'on a noté aussi le bruit de soufflet, il est dû à la diminution de la densité du sang et à une grande augmentation de la rapidité de la circulation. L'*anémie* et la *chlorose* offrent les circonstances les plus favorables à la production des bruits anormaux des artères, par l'épaississement du sang et la diminution de sa quantité.

Ainsi donc, deux médecins s'occupant du même bruit anormal des artères observé dans les mêmes maladies, mais l'expliquant chacun à leur manière, sont arrivés à ce résultat diamétralement opposé : M. Beau, que la chlorose est produite par une exubérance de sang qui en même temps est beaucoup plus séreux que dans l'état naturel ; et M. Delaharpe, que dans la chlorose il y a épaississement du sang et diminution de sa quantité. Lequel croire ? et qui résoudra le problème ?

Certes, l'embarras est grand et la difficulté extrême pour celui qui voudrait débrouiller toutes ces opinions pour en déduire une théorie certaine, à laquelle la raison universelle pût se ratacher et que l'on pût espérer voir confirmée par l'expérience. Mais je n'ai pas encore tout dit; et comme si ce n'était pas assez qu'il fût moralement impossible, dans l'état actuel de la science, de savoir à quelle lésion organique du cœur ou des vaisseaux on doit rattacher les bruits anormaux qui nous occupent, voilà que le docteur Graves, dans une revue clinique insérée dans *the Dublin Journal of medical and chimical Sciences* (septembre 1834), cite un cas de pneumonie qu'il a observé avec le docteur Marsh et qui leur a présenté un bruit de soufflet extrêmement fort, que l'on entendait dans toute la partie antérieure de la poïtrine, mais que l'on ne retrouvait pas dans les carotides. Ce bruit de soufflet suivit exactement la marche de la maladie, offrit plus d'intensité à mesure que l'hépatisation faisait des progrès, et diminua à mesure que la résolution s'opérait. Le sujet était très-fort, avait toujours joui d'une bonne santé, et n'avait aucun des caractères du tempérament nerveux. Ainsi, si l'observation de MM. Graves et Marsh se confirme, le bruit de soufflet n'appartient plus spécialement aux maladies du cœur. Nouvelle cause d'incertitude pour celui qui cherche à baser son diagnostic sur les résultats fournis par l'auscultation; et encore ne parlé-je pas ici du bruit de soufflet encéphalique observé par le docteur Fischer, dont je m'occuperai plus tard, parce qu'il est bien évident que ce ne pourra jamais être une cause d'erreur de diagnostic, du moins en ce qui concerne les maladies du cœur, ce bruit ayant évidemment son siége dans les artères du cerveau, et ne pouvant jamais se rapporter à l'organe central de la circulation.

Je n'ai parlé jusqu'ici que du bruit de soufflet; mais, de l'aveu unanime des auteurs, les autres bruits de *scie*, de *râpe*, de *roucoulement*, ne sont que des modifications de celui-ci, quoique cependant on ne puisse pas les attribuer constamment à la même cause. Le praticien qui s'est le plus distingué par ses louables efforts pour parvenir à traduire les affections organiques du cœur en signes physiques perceptibles au stéthoscope et susceptibles d'aider le diagnostic, M. Bouillaud, se posant pour question de préciser les modifications qui déterminent telle ou telle variété du bruit de soufflet, fait cet aveu remarquable: « Je crains bien que le moment ne soit pas encore « venu de pouvoir résoudre complétement et défini- « tivement une question aussi délicate. »(Bouillaud, ouv. cité, tom. Ier, pag. 166.) Il n'en passe pas moins outre dans l'interprétation de ces bruits, et dit que les bruits de râpe, de lime ou de scie lui semblent coexister avec une induration osseuse ou crétacée, plutôt qu'avec une induration fibreuse ou fibro-cartilagineuse, coïncidant avec un rétrécissement assez avancé des orifices et avec des mouvements forts et tumultueux du cœur. Mais cette opinion, quoique appuyée par l'immense autorité du nom de M. Bouillaud, l'un des auteurs qui ont le plus fait avancer en France la pathologie du cœur, n'en est pas moins qu'une opinion personnelle, probable si l'on veut, mais qui ne peut pas être prise pour une vérité démontrée.

Si encore le nombre et la nature de ces divers bruits anormaux étaient bien arrêtés, et qu'il en fût pour eux comme des râles pulmonaires qui, depuis que Laënnec les a décrits, ont toujours été perçus les mêmes par tous les praticiens ; peut-être pourrait-on espérer d'arriver bientôt à leur donner une valeur séméiotique invariable. Mais il n'en est point ainsi, et de temps en temps on voit quelque observateur signaler quelque nouveau bruit non encore décrit, et dont ensuite personne autre ne parle de nouveau. Tels sont : 1° le *râle sibilant musical,* que Laënnec a observé quelquefois, et que l'on trouve écrit en caractères de musique aux pages 424 et 426 de son tome II (2ᵉ édit.), et dont je ne sache pas qu'on ait reparlé après lui ; 2° le bruit comparé au *sifflement d'un serpent,* par le docteur Fischer, qui l'observa chez un malade qui croyait avoir quelque chose de vivant dans la poitrine : ce bruit était assez fort pour être entendu à distance. A l'autopsie on ne trouva rien de remarquable qu'une concrétion polypeuse solide qui remplissait le ventricule droit, l'oreillette du même côté et la veine cave inférieure (*Journal de Hufeland*, 1821, tom. LII, pag. 3); 3° le bruit analogue au *coassement d'une grenouille*, observé par le docteur Maas chez un sujet à l'autopsie duquel on trouva une hypertrophie du ventricule, avec amincissement des parois des cavités droites et altération organique des parois de l'aorte (*Journal de Hufeland*, 1826, tom. LXII, pag. 123); 4° enfin, le bruit de hurlement décrit par le docteur Puchelt, en 1833 (*Annales cliniques d'Heidelberg*, tom. IX, 4ᵉ cahier). M. Puchelt l'avait observé chez deux malades qui, à l'autopsie, furent trouvés atteints d'hypertrophie du cœur, accompagnée d'une dilatation anévrismale de l'aorte.

Cet auteur croit pouvoir regarder son bruit de hurlement comme le même qui a été signalé par Laënnec, sous le nom de *râle sibilant musical*; par M. Fischer, sous le nom de *sifflement d'un serpent*; et par M. Maas, sous celui de *coassement de grenouille*. Mais ces divers bruits ont été comparés par ces divers observateurs à des choses trop opposées pour qu'on puisse croire que c'est le même bruit, et je ne vois pas comment Laënnec aurait pu écrire musicalement le sifflement d'un serpent ou le coassement d'une grenouille. Mais si ces bruits ne sont pas évidemment les mêmes, du moins peut-on les rattacher à la même lésion ? M. Puchelt n'hésite pas à le faire, et il en place la cause dans la dilatation anévrismale de l'aorte à son origine et dans l'altération organique de ses parois. Mais, en émettant cette opinion, M. Puchelt n'a pas réfléchi que, dans les résultats des autopsies mentionnées par MM. Fischer et Maas, rien de semblable n'est noté.

Mais supposons démontré ce que nous venons de prouver n'être pas; supposons que chacun de ces bruits anormaux ait une valeur déterminée et invariable: comment reconnaître dans quel côté du cœur il se produit, et par conséquent quel est le côté malade? Laënnec a posé comme règle à peu près invariable, que les mouvements des cavités gauches du cœur se font principalement sentir entre les cartilages des quatrième et septième côtes sternales gauches, et ceux des cavités droites sous la partie inférieure du sternum : « De sorte que, dans « le cas de maladie d'un seul côté du cœur, l'analyse « des battements de ce viscère donne des résultats « tout à fait différents dans les deux points. » (Laënnec, ouv. cité, tome II, pag. 386.) La plupart des auteurs qui ont écrit sur cette matière ont adopté l'opinion de Laënnec; et c'est encore sur cette distinction entre les points où l'on entend les battements des deux ventricules, que M. Bouillaud fonde en partie son diagnostic différentiel entre l'hypertrophie du ventricule droit et celle du gauche.

(Bouillaud, tome II, pag. 447.) Mais un auteur dont le nom n'est pas non plus de peu de poids quand il s'agit d'auscultation, le docteur Spittal, est d'un avis tout contraire, et pense que, dans la plupart des cas, on ne peut arriver à un diagnostic précis; et que ceux où l'on reconnaît exactement le côté malade, ne sont que des exceptions peu nombreuses.

Dans un article intitulé : *Remarques sur la question suivante : Est-il possible, dans le cas où il existe ou une dilatation ou une hypertrophie d'un côté du cœur seulement, de découvrir par l'auscultation le côté du cœur qui est malade ?* et inséré dans *the Edimburgh medical and surgical Journal* (janvier 1834), le médecin d'Edimbourg se décide hardiment pour la négative, et rapporte à l'appui de cette opinion un cas où tous les symptômes indiquaient que le côté gauche du cœur était malade, et cependant, à l'autopsie, ce côté du cœur fut trouvé tout à fait à l'état normal; mais, par compensation, le côté droit offrait une dilatation et une hypertrophie considérables. Et comme un fait unique ne suffisait pas pour prouver cette thèse, il a eu la patience de relever quatre-vingts cas de maladies du cœur, dans les ouvrages de Laënnec, de Bertin, de Bouillaud et du docteur Hope; et il n'a trouvé l'indication du côté malade que dans dix-huit cas, parmi lesquels quatre seulement ont fourni la confirmation du diagnostic par l'autopsie.

La conclusion du docteur Spittal est sévère ; je dois même dire qu'elle me paraît exagérée. Je crois qu'un excellent moyen pour parvenir à reconnaître le côté du cœur malade , est celui qu'a indiqué M. Littré dans un article inséré dans la *Gazette médicale de Paris* (année 1834 , pag. 499). Il consiste à écouter les bruits du cœur, non-seulement à la région précordiale , mais encore dans tous les points de la poitrine. Alors on reconnaîtra que si d'un côté on entend le bruit anormal , de l'autre on entend le plus souvent le double bruit régulier et sans altération. Le côté malade se trouve donc de suite désigné par le côté de la poitrine où l'on entend le bruit anormal. Que si ce bruit s'entendait également à droite et à gauche, il faudrait en conclure que les deux côtés du cœur sont également altérés. Il n'y aurait probablement d'exception à cette règle que pour les cas peu communs où les bruits anormaux du cœur sont tellement forts, qu'il n'est même pas besoin du stéthoscope pour les entendre. Les préceptes de M. Littré sont fort sages, fondés sur l'observation ; mais ce n'est encore là qu'un élément de progrès, et non un progrès réel à noter dans l'histoire pathologique du cœur.

Enfin, l'auscultation ne fournit pas des renseignements plus certains et plus invariables pour le diagnostic des maladies de l'aorte. Ainsi, le docteur

Hope avait posé comme une règle longtemps admise sans exception, que, quand le bruit de soufflet est plus fort sur le trajet de l'aorte descendante que vis-à-vis des valvules, et lorsqu'en même temps il est superficiel et accompagné d'un bruit de sifflement, il est toujours le résultat d'une maladie de ce vaisseau ; mais voilà que le docteur Henderson a inséré dans *the Edïmburgh medical and surgical Journal* (janvier 1835), deux observations dans lesquelles un bruit de soufflet, offrant tous les caractères que nous venons de décrire, coïncidait avec une dilatation de toutes les cavités du cœur dont, en même temps, le parenchyme était hypertrophié : *l'aorte était parfaitement saine.* Continuant ses recherches sur ce sujet, le même auteur, dans un article inséré dans le même journal en 1835, prouve que les bruits fournis par les anévrismes de la crosse de l'aorte varient suivant la forme, la position ou l'absence des caillots dans l'intérieur de ces anévrismes, et suivant l'étendue de l'ouverture par laquelle ils communiquent à l'aorte : les anévrismes obstrués et remplis de caillots ne fournissent par eux-mêmes aucun bruit, et n'en transmettent qu'un qui vient du cœur. Lorsque l'anévrisme en produit un qui lui est propre, c'est un bruit de râpe, c'est-à-dire, en d'autres termes, que ces bruits fournis par les anévrismes de l'aorte sont susceptibles d'être modifiés par tant de causes tout à fait inappréciables à l'observateur, qu'il est impossible de s'en rapporter seulement aux signes fournis par le stéthoscope, pour établir le diagnostic des maladies qui nous occupent.

Je pourrais, peut-être, arrêter là cette discussion sur l'incertitude des signes stéthoscopiques des maladies du cœur, pensant avoir suffisamment démontré d'où elle provient ; mais je ne croirais pas ma tâche finie si je ne parcourais succinctement les principales maladies dont le cœur et ses annexes peuvent être le siége, pour rechercher ce que le diagnostic de ces maladies a gagné à l'invention de Laënnec.

ARTICLE Ier.

Péricardite aiguë ou chronique. Hydro-Péricarde.

De l'aveu de tous les auteurs, la péricardite a toujours été l'une des maladies les plus difficiles à reconnaître. « J'ai vu quelquefois *deviner* des péri-« cardites, dit Laënnec, et j'en ai quelquefois *deviné* « moi-même ; car je ne crois pas qu'on puisse em-

« ployer le mot *reconnaître*, quand on n'a pas de
« signes certains, et qu'il arrive aussi souvent de se
« tromper que de deviner juste.»(Laënnec, ouv. cité,
tom. II, pag. 660.) Corvisart, qui reconnaît également l'extrême difficulté du diagnostic dans cette
maladie, en donne pour raison, qu'elle marche trop
rapidement pour qu'on puisse en préciser le caractère ; qu'elle est presque toujours compliquée d'inflammation des organes voisins dont les symptômes
couvrent les siens, ou qui au moins, se mélangeant
avec eux, forment une multiplicité de phénomènes
au milieu desquels il est fort difficile de reconnaître
quelle est la maladie principale. (Corvisart, *Essai
sur les maladies organiques du cœur*, pag. 5.) Quoi
qu'il en soit de cette explication, il est certain que
la douleur précordiale que l'on indique ordinairement comme lancinante, pongitive, atroce, manque souvent ou est si légère qu'il faut, pour la ré-
veiller, qu'on pratique la percussion du thorax ou
la pression de l'épigastre ; soit qu'elle soit masquée
par quelque autre douleur rhumatismale, pleurétique
ou articulaire, soit que le malade soit tout à fait
exempt de souffrance. L'augmentation de force des
battements du cœur, leur irrégularité, leur inter-
mittence, la dyspnée, sont encore des signes de péricardite qui manquent si fréquemment, que Laënnec
déclare : « qu'il ne faut accorder qu'un certain degré

« de confiance à ces signes, lors même qu'ils sont
« tous réunis ; car non - seulement la péricardite
« peut exister sans eux , mais ils peuvent aussi
exister dans tout leur ensemble sans qu'il y ait de
« péricardite. » (Laënnec, ouv. cité, tom. II, pag.
663.) L'auscultation résoudra-t-elle cette difficulté
de diagnostic ? Écoutons encore Laënnec : « Je dois
« avouer que l'auscultation médiate ne donne pas
« des signes beaucoup plus sûrs de la péricar-
« dite, que l'étude des symptômes généraux et
« locaux. » (Laënnec, ouv. cité, tom. II , pag. 662.)
Et, en effet, il n'indique aucun signe stéthosco-
pique appartenant spécialement à la maladie qui
nous occupe. Cependant M. Collin , dans sa thèse
intitulée : *Des diverses méthodes d'exploration de la
poitrine , et de leur application au diagnostic de ses
maladies* (Paris , 1823), avait déjà parlé du bruit de
cuir neuf, comme appartenant en propre à la péricardite aiguë. Ce bruit a été observé depuis par
M. Bouillaud, qui le compare au bruit de frottement qui accompagne souvent la première période
de la pleurésie , et que Laënnec a indiqué lui-même
sous le nom de *murmur ascensionis et descensionis*.
Plusieurs observateurs anglais l'ont signalé, entre
autres MM. Hope, Stokes, Watson. Ce dernier,
dans un article inséré dans la *Lancette anglaise*,
en 1836, a avancé que, toutes les fois que pendant

la durée d'un rhumatisme on entendait un bruit
de frottement dans la région précordiale, on pouvait être sûr qu'une péricardite aiguë se développait;
que si ce bruit de frottement continuait jusqu'à la
mort du sujet, on retrouvait le péricarde recouvert
d'une couche de lymphe rugueuse et non adhérente,
du moins dans la plus grande partie de son étendue;
et que si ce bruit cessait pour ne plus reparaître,
cela était dû à ce que, le péricarde contractant des
adhérences dans la majeure partie de sa surface,
ce frottement ne pouvait plus s'exercer. L'opinion,
peut-être un peu exagérée, du docteur Watson
sur la formation constante d'adhérences entre les
lames du péricarde quand un épanchement s'y est
formé, a été contredite depuis par le docteur Roots,
qui pense que, lorsque le bruit de frottement a
décelé un épanchement dans le péricarde, il n'est
pas impossible que celui-ci revienne à peu près à
son état normal, sauf toutefois la formation de ces
taches blanches de grandeur variable qu'on remarque si souvent sur le cœur, et qu'il regarde
comme les signes d'une inflammation du péricarde
terminée par une résorption partielle, mais non entière. Il résulte donc, de l'observation de ces divers
auteurs, que le bruit de frottement indique en général la péricardite aiguë, avec un très-léger épanchement; mais, par malheur, il n'existe pas constamment.

Il paraîtrait, d'après les mêmes écrivains, que le même bruit de frottement se ferait entendre dans les cas de plaques laiteuses du cœur qui suivent si souvent la péricardite. Mais l'adhérence du péricarde au cœur, autre suite assez fréquente de cette maladie, ne se décèle par aucun symptôme, et paraît être beaucoup plus innocente en elle-même que ne l'avait pensé Corvisart. Quant à ce qu'elle soit une cause fréquente de la dilatation des ventricules, comme l'a avancé M. Beau dans un Mémoire inséré dans les *Archives de Médecine*, en avril 1836, personne certainement ne le croira, pour peu qu'on ait réfléchi que la facilité avec laquelle des épanchements considérables se forment dans le péricarde est la meilleure preuve de l'extensibilité de cette membrane, propriété physique diamétralement opposée à celle qui serait indispensable pour produire l'effet indiqué par M. Beau.

La péricardite chronique n'est pas d'un diagnostic plus facile que la péricardite aiguë, mais son effet le plus ordinaire est une accumulation de pus dans l'enveloppe séreuse du cœur. Or, sous ce rapport, son diagnostic se confond avec celui de l'hydro-péricarde, quoique, aux yeux du pathologiste, il y ait une énorme différence entre l'accumulation du pus et celle d'une sérosité limpide dans une cavité séreuse, et qu'il lui soit impossible de les attribuer l'une et l'autre à l'action de la même cause.

Je ne m'arrêterai point à discuter quelle est la quantité de sérosité nécessaire pour qu'on puisse dire qu'il y a hydro-péricarde : ce n'est point mon objet. J'ai hâte de passer aux signes pathognomoniques indiqués par les auteurs pour cette maladie ; les principaux sont : la sensation d'un poids énorme dans la région précordiale (Laucisi) ; la sensation du cœur nageant dans une grande quantité d'eau (Reimann et Saxonia) ; l'impossibilité où sont les malades de se coucher sur le côté droit, sans être sur le point de suffoquer : tous signes qui, d'après Morgagni, sont à peine dignes d'être mis sur la liste des signes même équivoques de cette affection. On pourrait en dire presque autant de ceux qu'indique Corvisart dans ce passage : « Les malades affectés d'hydro-péricarde « ont habituellement la figure violette, les lèvres « noires et livides ; ils ressentent une anxiété dou- « loureuse, un poids incommode sur la région du « cœur, une difficulté de respirer qui menace de « suffocation quand le malade veut prendre une po- « sition horizontale ; souvent il éprouve des synco- « pes ; etc. » (Corvisart, ouv. cité, pag. 41.) Sénac a vu dans les intervalles des troisième, quatrième et cinquième côtes les flots du liquide épanché. (Sénac, ouv. cité, tom. II, pag. 364.) Corvisart affirme les avoir reconnus par le toucher, mais dans un seul cas, et encore il n'ose pas affirmer que ce qu'il a

senti fût bien le flot du liquide épanché, et non une ondulation produite par les battements du cœur :
« Mais je puis assurer, ajoute-t-il, que s'il en est
« ainsi, le caractère particulier de ces battements
« est très-reconnaissable. » (Corvisart, ouv. cité, pag. 42.) M. Bouillaud dit, au sujet de ce passage, avoir eu une fois l'occasion de faire une remarque analogue. Il avait cru, au premier abord, avoir constaté l'existence de la fluctuation dans la région précordiale ; mais un examen attentif le convainquit bientôt que le phénomène pris pour la fluctuation n'était autre chose que la contraction du cœur, lequel avait été éloigné de sa place accoutumée, et appliqué en quelque sorte contre la paroi thoracique, par une énorme tumeur située dans le côté gauche de la poitrine. (Bouillaud , ouv. cité, tom. II , pag. 336.)

Mais Corvisart a tiré de la percussion du thorax (méthode qu'il a tant perfectionnée qu'il lui en est vraiment revenu plus d'honneur qu'à son inventeur même, Awenbrugger) des signes beaucoup plus positifs que ceux que nous venons d'énumérer : « Quand
« on pratique la percussion de la poitrine, dit-il,
« soit que le malade reste à son séant, soit qu'il se
« place horizontalement dans son lit, le son que
« rend cette cavité est obscur et même nul antérieu-
« rement et à gauche, dans une étendue propor-

« tionnée à la dilatation que le liquide a fait éprou-
« ver au péricarde. Dans quelques cas , le côté
« gauche de la poitrine est plus élevé, plus arrondi,
« plus bombé que le droit, etc. » (Corvisart, ouv.
cité, pag. 41.) Matité de la région précordiale et
voussure de cette même région, voilà deux signes
nouveaux indiqués pour la première fois par Corvisart, et ces deux signes ont été depuis notés par tous
les observateurs. Ils ont réellement une grande valeur, mais encore ne suffisent-ils pas pour démontrer
incontestablement qu'il y a hydro - péricarde. Qui
prouvera , en effet, que cette matité de la région précordiale n'est pas due à une augmentation du volume
du cœur ?... Corvisart ajoute ensuite qu'un signe
qui lui paraît mériter plus de confiance que tous les
autres, c'est la sensation des battements du cœur
dans différents points d'un cercle assez étendu, ce
qui n'aurait pas lieu si le cœur était retenu comme
dans l'état ordinaire par le péricarde. (Corvisart,
ouv. cité, pag. 43.) Ici Corvisart ne s'accorde plus
avec les autres observateurs , qui paraissent unanimes à dire que , dans le cas d'hydro-péricarde, la
main appliquée sur la région précordiale ne perçoit
plus les battements du cœur.

L'auscultation jugera-t-elle définitivement cette
question ? résoudra-t-elle le problème du diagnostic
de l'hydro-péricarde ? Ecoutons Laënnec : « Le sté-

« thoscope aidera sans doute dans ces cas à établir
« le diagnostic, mais je ne puis dire quels signes il
« fournira, parce que je n'ai pas eu assez d'occa-
« sions d'observer l'hydro-péricarde idiopathique. »
(Laënnec, ouv. cité, tom. II, pag. 670.) M. Bouillaud dit que lorsque l'hydro-péricarde est abondant,
« les bruits du cœur sont lointains, obscurs, et res-
« semblent jusqu'à un certain point à ceux du cœur
« d'un fœtus. » Et il cite à l'appui de son opinion
un passage d'une observation d'hydro-péricarde que
lui a communiquée M. Casimir Broussais, dans laquelle « on n'entendait que des contractions faibles
« et obscures du cœur, et d'autant plus obscures
« que l'on s'écartait davantage de la région corres-
« pondante à la base du cœur ; de sorte qu'en ce
« point les deux contractions étaient distinctes, tan-
« dis qu'aux extrémités de la région occupée par le
« son mat on n'entendait plus qu'une sorte de mur-
« mure, assez analogue à celui que perçoit l'oreille
« lorsqu'on en approche un coquillage. » (Bouillaud,
ouv. cité, tom. II, pag. 338.)

La théorie indiquait bien d'avance cette obscurité
des bruits du cœur, qui se trouvent éloignés de l'o-
reille par le liquide épanché dans le péricarde ; mais
si l'on réfléchit combien varie chez les différents sujets l'intensité de ces bruits suivant le plus ou moins
d'embonpoint ou toute autre cause semblable, on se

convaincra facilement combien ce signe est fugace, et par conséquent peu concluant pour le diagnostic.

ARTICLE II.

Cardite. Endo - Cardite.

La cardite, ou inflammation générale du tissu musculaire du cœur, a été le plus souvent confondue avec la péricardite ou avec l'inflammation de la séreuse interne du cœur, dont nous allons nous occuper sous le nom d'endo-cardite. Cette affection, si elle existe réellement isolée et bornée au tissu charnu du cœur, ne s'est encore manifestée que par la formation d'abcès dans ce tissu charnu, abcès qui ne se sont toujours révélés qu'à l'autopsie. L'auscultation n'a donc pas encore même été tentée pour faciliter leur diagnostic : je n'ai par conséquent rien de plus à en dire.

Il n'en est pas de même pour l'endo-cardite. Cette affection, dont Corvisart ne dit absolument rien, regardée comme fort rare par Laënnec, a été étudiée avec soin par M. Bouillaud, qui voit en elle la cause productrice de toutes les dégénérescences fibreuses, osseuses ou pétrées même, que peuvent présenter les valvules du cœur ou des gros vaisseaux. Je ne discuterai pas cette opinion qui se rattache aux doctrines de l'école physiologique qui, comme on le sait, a voulu trouver dans l'inflammation l'unique cause de toutes les altérations organiques possibles. Il y a longtemps que le peu de fondement de cette doctrine a été démontré; il y a longtemps que l'on sait à quoi s'en tenir sur ces opinions aussi erronées qu'exclusives, qui voulaient mettre en dehors des causes des productions anormales de notre économie, les altérations et décompositions des fluides, les vices de nutrition des parties altérées, pour tout rapporter à un afflux sanguin plus considérable que dans l'état normal, tandis que cet afflux souvent n'a pas eu lieu ou du moins n'a été que passager, et que quelquefois il n'est que le résultat du développement déjà avancé de l'altération organique, au lieu d'en être la cause.

Après M. Bouillaud, quelques auteurs se sont occupés de l'endo-cardite, entre autres M. Littré, dans la deuxième édition du *Dictionnaire de Médecine;* M. le docteur Cazaneuve, sous-aide-major à l'hôpital militaire du Val-de-Grâce, qui en a fait le sujet de sa thèse inaugurale, insérée dans la *Gazette médicale* de 1836 (pag. 401); M. le docteur Watson, dans un article sur la cardite rhumatismale, inséré dans la *Lancette anglaise*, en 1837; etc. L'histoire de cette maladie étant pour ainsi dire nouvelle, l'auscultation a été mise à contribution, comme les autres moyens d'investigation, pour en établir le diagnostic; mais, comme dans les autres maladies du cœur, elle ne donne que des renseignements hypothétiques. Les signes indiqués par M. Bouillaud sont: la *voussure* de la région précordiale, lorsqu'il y a en même temps péricardite; l'ébranlement de cette même région par la violence des battements du cœur, qui prennent le caractère de palpitations; la sensation d'un frémissement vibratoire plus ou moins marqué dans cette même région précordiale; la petitesse et le peu de développement du pouls, coïncidant avec cette violence des contractions du ventricule; l'anxiété, la jactitation, les défaillances, les syncopes.

La percussion de la région du cœur donne un son mat dans toute l'étendue de cette région. Cette matité, coïncidant avec des battements du cœur très-violents, se distingue par là même de celle qui accompagne les hydro-péricardes, cas dans lesquels on ne sent pas ces battements.

Après cette symptômatologie, assez exacte et conforme à la théorie, que demanderons-nous à l'auscultation ? quelque signe physique sans doute, constant et invariable, qui permette de reconnaître la maladie dans tous les cas où les symptômes géné-

raux que nous venons d'indiquer manqueraient en
tout ou en partie ? Hélas! pour tout signe pathognomonique, nous n'obtenons que le bruit de soufflet,
et quelquefois, d'après M. Bouillaud, un tintement
métallique isochrone à la systole ventriculaire, et
que le docteur Cazaneuve, qui dans sa thèse a suivi
pas à pas M Bouillaud, attribue au choc du cœur
contre les parois du thorax. En vain le professeur
Bouillaud dit-il que ce bruit de soufflet est d'autant
plus fort que les battements du cœur sont plus vio-
lents et plus précipités ; en vain le docteur Watson
nous affirme-t-il que toutes les fois qu'un bruit de
souffle profond survient dans le cours d'un rhumatisme, il indique constamment une inflammation
de la membrane interne du cœur, surtout de celle
qui tapisse les valvules : mon esprit se refusera toujours à faire du bruit de soufflet un signe pathognomonique de l'endo-cardite.

Rappelons-nous en effet que, de l'assentiment
unanime des pathologistes, le bruit de soufflet
coïncide presque toujours avec les rétrécissements
des orifices du cœur. Laënnec en avait fait la remarque, quoique en ajoutant que les cas où le bruit
de soufflet se montrait chez des sujets n'ayant aucune
altération organique quelconque, étaient trop fréquents pour qu'on pût faire dépendre essentiellement la production de ce bruit de ce rétrécissement.

(Laënnec , ouv. cité , tom. II , pag. 441.) M. Andral dit, en parlant du bruit de soufflet , qu'il est
bien certain que, dans un grand nombre de cas , son
existence coïncide avec celle d'un obstacle au libre
cours du sang à travers les différents orifices du
cœur. Il va même jusqu'à dire que : « suivant le lieu
« où ce bruit se fait entendre, et le moment de la
« contraction où il est sensible, on peut même quel-
« quefois assigner le siége précis de l'obstacle. »
(Andral , *Clinique médic.*, 2me édit. , tome Ier ,
pag. 161.) Mais il fait ensuite la même réserve que
Laënnec, pour les cas nombreux où le bruit de
soufflet s'est montré dans des cœurs sains , ou a
manqué dans des cœurs présentant l'altération en
question. Nous avons vu M. Bouillaud professer la
même opinion, et comparer ce bruit au mugisse-
ment d'une rivière qui se précipite pour franchir
un obstacle ; mais si le bruit de soufflet indique
essentiellement un rétrécissement des orifices du
cœur , qu'indique-t-il dans l'endo-cardite ?

Quels sont, en effet, les caractères anatomiques de
l'endo-cardite ? « la rougeur de la membrane , quel-
« quefois son ramollissement, souvent un *notable*
« *épaississement* qui toutefois n'existe d'une ma-
« nière bien tranchée que sur les valvules, là où la
« membrane est en quelque sorte double et fortifiée
« par un tissu fibreux. » (Bouillaud, ouv. cité,

tom. II , pag 174.) Mais ce *notable épaississement* suffit-il pour gêner suffisamment la circulation du sang à travers les orifices ? on en doutera si l'on réfléchit que, de l'aveu même de M. Bouillaud, les végétations de la membrane interne du cœur et des valvules ne se décèlent par aucun signe, aucun bruit saisissable au stéthoscope, et qu'elles sont, suivant l'expression pittoresque de cet auteur, tout à fait *indiagnosticables*. Or, ne doivent-elles pas gêner cent fois plus la circulation que le simple épaississement, quelque *notable* qu'il soit, de l'endo-carde ?

Mais ce n'est pas tout. M. Littré a à peu près démontré, dans un Mémoire inséré dans la *Gazette médicale de Paris* (1834 , pag. 581), sous le titre de *Recherches sur l'insuffisance des valvules auriculo-ventriculaires et des valvules sygmoïdes de l'aorte*, que le bruit de soufflet est aussi un signe essentiel de cette insuffisance, ou, pour m'expliquer mieux, du reflux du sang à travers les orifices, pendant la contraction des ventricules, lorsque ce sont les valvules mitrale et tryglochine qui sont insuffisantes ; et pendant leur dilatation, lorsque ce sont les valvules sygmoïdes qui sont malades. Cette insuffisance des valvules peut provenir soit de leur ulcération, soit de leur ossification, soit de ce que l'orifice qu'elles sont destinées à fermer étant dilaté, elles ne sont plus d'une grandeur suffisante pour le clore complétement.

Ainsi donc, voilà le bruit de soufflet, en même temps signe pathognomonique du rétrécissement des orifices, et de leur dilatation qui rend nécessairement les valvules insuffisantes ; et le seul caractère qu'on indique pour distinguer le premier cas du second, c'est que : 1° dans les rétrécissements des orifices auriculo-ventriculaires, le bruit de soufflet remplace le second bruit, c'est-à-dire celui de la dilatation du ventricule ; 2° dans le cas d'insuffisance des valvules de ces mêmes orifices, le bruit de soufflet se fait entendre au moment de la contraction du ventricule, et par conséquent remplace le premier bruit. Mais lorsque l'insuffisance des valvules sygmoïdes permettra le reflux du sang de l'artère aorte, pendant la dilatation des ventricules, le bruit de soufflet remplacera encore le second bruit : comment alors distinguerez-vous ce cas de celui du rétrécissement de l'orifice auriculo-ventriculaire ? M. Littré dit que, dans le cas d'insuffisance des valvules sygmoïdes, le bruit de soufflet se prolonge jusque dans l'aorte (Littré, Mém. cité) : et de bonne foi vous voulez qu'on pose toujours avec une précision mathématique les limites de l'espace où le bruit de soufflet se fait entendre ! qu'on reconnaisse constamment si ce bruit ne dépasse pas le ventricule, ou s'il se prolonge un peu dans les artères ! N'est-ce pas assez que d'avoir à dire quel est celui des bruits du cœur que ce bruit de soufflet remplace, et à saisir juste le moment où il se fait entendre, dans un espace de temps aussi court que celui du double battement ?

En résumé, un bruit anormal qui se trouve être le signe essentiel de trois affections aussi différentes que l'endo-cardite simple, le rétrécissement des orifices du cœur, et l'insuffisance des valvules, qui est souvent elle-même l'effet de la dilatation de ces orifices, n'est le signe pathognomonique d'aucune : je crois l'avoir suffisamment démontré. Je suis donc en droit de conclure que l'auscultation ne fournit aucune base raisonnable et suffisante pour asseoir le diagnostic de l'endo-cardite.

ARTICLE III.

Hypertrophie. Dilatation du Cœur.

Ces deux états pathologiques tout à fait distincts, et pouvant parfaitement exister isolément, ont toujours été confondus sous le nom d'anévrismes. Corvisart lui-même n'a point entrevu les différences essentielles qui les distinguent l'un de l'autre, et ne s'occupe que des anévrismes qu'il divise en *actifs* et *passifs*, suivant qu'ils s'accompagnent d'hypertrophie ou d'amincissement des parois du cœur.

N'ayant à traiter de ces maladies que sous le rapport du diagnostic, j'aborde de suite les symptômes de l'hypertrophie. M. Bouillaud les analyse ainsi brièvement : « L'augmentation permanente de la « force et de l'étendue des battements du cœur, et « partant l'augmentation du double bruit normal « qui les accompagne;..... l'augmentation de l'éten- « due de la matité de la région précordiale, et quel- « quefois une saillie notable, une voussure mani- « feste de cette région. » (Bouillaud, ouv. cité, t. II, pag. 440.) Ces signes ne s'appliquent cependant pas à toutes les hypertrophies. Ainsi, la matité de la région précordiale ne s'obtient dans un espace plus grand qu'à l'état normal, que dans l'hypertrophie *excentrique*, la sonoréité de cette région restant la même dans les cas où l'hypertrophie ne se développe qu'aux dépens de la cavité du cœur. Ce n'est que dans la première également que la force des battements du cœur est augmentée au point d'être sensible à la vue, de soulever la main appliquée sur la région précordiale, et quelquefois d'ébranler tout le corps. Je ne dis rien du pouls, parce qu'il est sujet à tant de variations qu'il serait impossible d'en tirer le moindre signe diagnostique. Je ne parle pas non plus de la dyspnée, de la disposition aux hémorrhagies et aux hydropisies, signes rationnels qui n'appartiennent pas plus à l'hypertrophie qu'aux autres maladies du cœur. Je me hâte d'arriver aux résultats obtenus par l'auscultation.

Les signes stéthoscopiques varient suivant la nature de l'hypertrophie. Est-elle concentrique ? les bruits du cœur sont sourds, obscurs, comme étouffés ; mais si elle est excentrique, ces bruits sont plus forts, plus sonores, plus clairs, se propagent dans une plus grande étendue de la poitrine, et souvent même jusqu'à la partie postérieure de cette cavité. Souvent alors on entend sur la partie antérieure du thorax un tintement ou cliquetis métallique, résultat du choc du cœur contre la partie postérieure du *sternum*. (Bouillaud, ouv. cité, tom. II, pag 442.) A ces signes, M. Chomel ajoute le bruit de soufflet : « car c'est à tort, dit-il, qu'on a prétendu que le « bruit de soufflet appartenait exclusivement au ré- « trécissement des valvules ; un grand nombre d'au- « topsies cadavériques m'ont démontré que l'hy- « pertrophie sans rétrécissement pouvait aussi le « produire. » (Chomel, art. HYPERTROPHIE et DILA- TATION DU CŒUR, 2ᵉ édition du *Dictionnaire de Méde- cine, ou Répertoire général des Sciences médicales*, tom. VIII, pag. 295.)

Peut-on distinguer à l'aide de l'auscultation le

ventricule malade de celui qui est sain? Je ne reviendrai pas sur cette question déjà suffisamment discutée au sujet de l'opinion du docteur Spittal, que nous avons vu être sur ce point d'un avis contraire à celui de Laënnec; seulement j'ajouterai que les signes stéthoscopiques n'ont une valeur suffisante pour cela, qu'autant qu'ils s'accordent avec les symptômes généraux de réaction que l'on sait différer beaucoup dans les deux cas, et affecter surtout l'encéphale dans l'hypertrophie du ventricule gauche, et les organes de la respiration dans celle du ventricule droit.

Quant à la dilatation des cavités du cœur, si elle est accompagnée, ce qui est le plus ordinaire, d'hypertrophie de ses parois, les signes sont ceux que je viens d'indiquer, sauf une étendue plus grande de la région où la percussion procure la matité. Mais si la dilatation se complique d'amincissement des parois du cœur (cas extrêmement rare), on le reconnaîtrait également à la matité de la région précordiale et à la mollesse des battements du cœur, qui sont comme sourds et étouffés, et enfin à des signes généraux qui indiquent un ralentissement général de la circulation.

A l'aide du diagnostic que je viens d'établir, on peut en général reconnaître assez bien les hypertrophies et dilatations du cœur; mais on conviendra que, parmi tous ces symptômes, ceux fournis par l'auscultation sont loin d'avoir cette prépondérance marquée qui caractérise les signes stéthoscopiques dans les maladies du poumon. Dans celles-ci les signes stéthoscopiques sont tout, les symptômes généraux ne sont que secondaires. Pour les maladies du cœur c'est l'inverse, les signes stéthoscopiques n'ont de valeur qu'autant qu'ils s'accordent parfaitement et en tous points avec les symptômes généraux. Mais, ici, cet accord unanime de tous les symptômes locaux et généraux ne préserve pas toujours de l'erreur. Quoi de plus commun en effet que d'observer des palpitations purement nerveuses, simulant parfaitement les hypertrophies et dilatations du cœur, chez des sujets qui ont cet organe parfaitement sain! Augmentation d'impulsion, de bruit et surtout de fréquence des battements du cœur, sentiment d'agitation intérieure, rien n'y manque. Du moins l'application du stéthoscope fera-t-elle distinguer cet état purement nerveux, de la surexcitation du cœur produite par une hypertrophie? hélas non! L'auscultation fera entendre dans la plupart des cas ce malheureux bruit de soufflet, fidèle compagnon de tous les dérangements, même les plus légers, de la fonction circulatoire, et qui est destiné à être comme une pierre d'achoppement pour tous ceux qui tenteront de localiser les maladies du cœur à l'aide du stéthoscope. On sait que plusieurs affections nerveuses ou asthéniques, telles que l'hypocondrie, la nostalgie, la chlorose et le scorbut, s'accompagnent souvent de palpitations qui simulent jusqu'à un certain point les affections organiques du cœur, et qu'accompagne constamment le bruit de soufflet. J'ai déjà eu occasion de dire à quelles conclusions diamétralement opposées étaient arrivés MM. Beau et Delaharpe, en partant, pour l'explication de ces faits, d'opinions contradictoires sur la cause première du bruit de soufflet : je ne reviendrai pas là-dessus.

Il y a certainement des moyens de distinguer à la longue les palpitations purement nerveuses, de celles qui se lient à une affection organique. Ainsi, les premières n'ont qu'une durée passagère ; leur marche est intermittente ; elles peuvent cesser définitivement ; elles n'entraînent pas l'hydropisie ; la sonoréité de la région du cœur n'est pas modifiée. Mais aucun symptôme différentiel n'est fourni par l'auscultation ; c'est un fait que je tenais surtout à établir : et pour ces maladies, comme pour celles dont nous nous sommes occupés précédemment, il me semble évident que cette méthode d'investigation n'a pas ajouté grand'chose à ce que la science possédait déjà. C'est donc avec raison que M. Chomel a écrit ces lignes vraiment remarquables de sa part : « Ce qui vient « d'être dit des phénomènes propres à l'hypertro-

« phie et à la dilatation du cœur, servira en général
« à faire distinguer ces deux affections l'une de l'au-
« tre. Toutefois il faut être prévenu qu'à toutes les
« périodes de ces maladies, et surtout à une époque
« avancée de leur cours, il est souvent fort difficile
« et même impossible de les distinguer ; et que, dans
« beaucoup de cas, le médecin qui ne veut pas ha-
« sarder son jugement doit se borner à annoncer
« l'existence d'une maladie du cœur, *sans en déter-*
« *miner ni le siége spécial ni même la nature.* » (Chomel, art. cité, 2ᵉ édition du *Dictionnaire de Méde-*
cine, ou *Répertoire général des Sciences médicales,*
tom. VIII, pag. 299.)

Pour être fidèle aux termes du programme, je devrais maintenant m'occuper des signes fournis par
l'auscultation, pour le diagnostic des maladies des
gros vaisseaux, et notamment des anévrismes de la
crosse de l'aorte. Mais Laënnec lui-même désespéra
d'arriver à aucun résultat satisfaisant sur ce point.
« Entre toutes les lésions graves des organes placés
« dans l'intérieur de la poitrine, dit-il, trois seule-
« ment restent sans signe pathognomonique constant
« pour un médecin exercé à la percussion et à l'aus-
« cultation, savoir : l'anévrisme de l'aorte, la péri-
« cardite, et les concrétions sanguines du cœur anté-
« rieures à la mort. » (Laënnec, ouv. cité, tom. II,
pag. 727.) On doit à M. Bouillaud l'indication de

battements clairs, simples ou doubles, selon les rapports de la tumeur anévrismatique, et distincts de ceux du cœur, que l'oreille perçoit ;dans: un espace circonscrit derrière le sternum ou les cartilages des fausses côtes droites. (Bouillaud, *Diagnostic des anévrismes de l'aorte*, thèses de Paris, n° 146, 23 août 1823.) Ce signe, dont la valeur est réelle, a encore besoin d'être confirmé par la concordance des autres symptômes, qu'il n'entre pas dans mon sujet de développer ici.

Je m'arrête là dans la recherche de ce qu'a produit l'auscultation appliquée aux maladies du cœur. Je crois avoir amplement démontré ce que j'avais dit au commencement de ce chapitre, que ses résultats, pour le diagnostic des maladies des organes circulatoires, étaient aussi incertains et aussi peu capables de préserver de l'erreur, qu'ils sont sûrs et doués d'une immense importance scientifique dans les maladies du poumon. Pour ces dernières, les signes stéthoscopiques seuls dévoilent la maladie, fût-elle même à l'état latent et n'eût-elle encore provoqué aucun symptôme réactionnel. Pour les maladies du cœur, ils ne produisent que des probabilités nullement propres à éclairer sur la nature de la maladie, et encore moins sur son siége précis.

Est-ce à dire qu'il faut désespérer de l'avenir de cette méthode appliquée à l'investigation des maladiés des organes de la circulation? Ce n'est pas dans un siècle comme le nôtre qu'une pareille hérésie scientifique pourrait être proférée. Non, l'auscultation des maladies du cœur n'est pas sans avenir; non, il ne faut pas renoncer à la voir amener un jour, pour ces maladies, une symptômatologie aussi sûre que celle qu'elle a produite pour les maladies du poumon! Depuis Laënnec, l'auscultation du cœur a fait des progrès incontestables; mais ces progrès n'ont consisté le plus souvent qu'à relever des erreurs échappées à sa sagacité et à sa pénétration. Que les observateurs poursuivent donc leurs travaux, et peut-être le succès ne tardera-t-il pas à couronner leurs efforts! mais qu'ils évitent les écueils qui, jusqu'à ce jour, ont fait avorter ceux de leurs ardents devanciers! Ces écueils, je les trouve dans des idées trop exclusives sur la cause des bruits normaux du cœur, seul point de départ d'où l'on puisse déduire l'interprétation des bruits anormaux de cet organe. Toutes les théories que j'ai développées sur la cause des bruits du cœur, sont en effet trop absolues pour être l'expression exacte de la vérité. Pourquoi la contraction des fibres et des colonnes charnues du cœur, le jeu des valvules, le frottement des colonnes sanguines les unes contre les autres ou contre les parois des cavités, et même le choc du cœur contre le sternum, ne contribueraient-ils pas également à la pro-

duction du double battement du cœur? L'opinion
que j'émets ici ne m'appartient pas à moi seul, plusieurs praticiens la partagent, entre autres M. le professeur Andral, qui, dans les additions qu'il a faites
à la troisième édition de l'ouvrage de Laënnec, ne
paraît pas éloigné d'admettre que : « parmi les cau-
« ses auxquelles chaque auteur a attribué exclusi-
« vement ces bruits, il n'en est aucune qui ne puisse
« avoir part dans leur production, mais qu'aucune
« non plus ne suffit seule pour leur donner nais-
« sance. »

Je crois que ce n'est que de recherches dirigées
dans cette voie, et faites d'après cette théorie mixte
et vraiment éclectique, que l'on pourra espérer des
résultats favorables et qui assignent à l'auscultation ,
dans la pathologie du cœur, le rang qu'elle occupe
dans celle des poumons. Le temps seul décidera si
mon espoir est fondé. Attendons.....

CHAPITRE V.

Des Maladies nerveuses de la Poitrine : Asthme ; Angine de Poitrine.

Ce n'est pas sans dessein que j'ai réservé ces deux maladies pour n'en parler qu'en dernier lieu, car ce que j'ai à en dire sera le corollaire de tout ce qui précède. Ce n'est, en effet, qu'après être arrivé à établir d'une manière certaine le diagnostic des maladies aiguës et chroniques des poumons et du cœur, qu'on a dû chercher à interroger de nouveau ces organes, pour y découvrir, à l'aide du stéthoscope, quelque altération organique qui pût expliquer d'une manière suffisante ces accès de dyspnée violente ou d'angoisse précordiale, dont les anciens s'étaient exemptés de rechercher la nature en en accusant le système nerveux.

Ce n'est pas qu'un grand nombre d'auteurs n'aient fait de louables efforts pour rechercher dans les cadavres les causes de ces affections si inexplicables, même aujourd'hui : et si nous nous en rapportons à leurs assertions, nous verrons qu'il n'y a point de lésion du thorax ou des organes qu'il renferme qui ne soit susceptible de produire des accès de dyspnée intermittente. Soudure des côtes par ossification des cartilages qui les unissent à la colonne vertébrale et au sternum ; ossification du diaphragme ; hernies diaphragmatiques ; rachitisme et déformation du thorax ; pleurésie chronique, ou bien des adhérences entre les deux plèvres ; séjour de certains corps étrangers dans la cavité intérieure de l'appareil respiratoire ; développement de productions polypiformes et de vegétations plus ou moins volumineuses dans ces mêmes cavités ; œdème de la glotte ; catarrhe pulmonaire chronique avec rétrécissement des bronches ; compression des bronches par quelque tumeur voisine ; concrétions osseuses ou ostéo-pétrées dans le médiastin ou même le parenchyme pulmonaire ; péricardite ; hydro-péricarde ; ossification des valvules du cœur, des artères coronaires, etc., etc. Qu'est-ce qui n'a pas été cité comme cause productrice de l'asthme par quelque auteur, s'appuyant pour cela sur quelque fait ? Quant à l'angine de poitrine, les auteurs qui en ont traité paraissent surtout l'attribuer aux maladies organiques du cœur et des gros vaisseaux, et en accusent l'ossification des artères coronaires, l'hypertrophie des ventricules, l'ossification des valvules, les dégénérescences osseuses des parois de l'aorte, ou la dilatation anévrismale de ce vaisseau; toutes altérations que nous avons vues mentionnées, pour la plupart, comme causes d'asthme: tant il est vrai que ces altérations ne sont pas tout dans la production des phénomènes bizarres dont l'ensemble constitue ces deux maladies, si tant est que ces lésions n'en soient pas l'effet pur et simple, au lieu de contribuer en rien à leur formation !

Cette opinion, que les altérations organiques sont l'effet et non la cause de l'asthme, n'est pas nouvelle : beaucoup de praticiens l'ont adoptée, désespérant d'expliquer par ces lésions la marche intermittente des maladies qu'on leur attribuait. Elle a été, entre autres, soutenue par M. le docteur Amédée Lefèvre, dans un Mémoire intitulé : *Recherches médicales sur la nature et le traitement de la maladie connue sous le nom d'asthme*, Mémoire qui a été couronné par la Société de Médecine de Toulouse dans sa séance du 7 mai 1835, et inséré dans le *Journal hebdomadaire de Médecine.* Mais, tout en excluant les altérations organiques du cœur ou des gros vaisseaux des causes productrices de l'asthme, l'auteur repousse également l'opinion qui regarde cette maladie comme une névrose, et il veut que l'asthme soit toujours dû à une contraction spasmodique des bronches qui peut être produite par toutes les causes qui agissent, soit d'une manière directe, soit d'une manière sympathique, sur la membrane muqueuse pulmonaire. D'après lui, ce serait toujours sur cette membrane qu'agirait la cause de l'asthme, et ce ne serait que consécutivement que les fibres musculaires des bronches sont affectées.

Ces idées se rapprochent assez de celles du docteur Godefroy, de Mayence, qui, dans un Mémoire sur l'*asthme essentiel considéré comme névrose des bronches*, attribue l'asthme à la contraction spasmodique des muscles de Reissessen, d'où résulte la diminution de capacité de ces conduits. Mais la discussion du plus ou moins de probabilité de ces théories est tout à fait étrangère à mon sujet, ne devant m'occuper des maladies nerveuses de la poitrine que pour rechercher si l'auscultation ne peut pas, dans certains cas, aider à découvrir la lésion organique cause occasionnelle, sinon essentielle, des accès de dyspnée intermittente.

Il est une maladie qui avait toujours échappé à l'attention des praticiens, parce que ses caractères anatomiques ne consistent que dans une exagération de l'état naturel des poumons, et que ses symptômes se bornent à une dyspnée plus ou moins forte, susceptible de varier d'intensité suivant une multitude de circonstances. Cette maladie, que Laënnec a signalée le premier, comme constituant fréquemment le caractère anatomique essentiel d'un grand nombre d'asthmes jusque-là regardés comme nerveux, c'est l'*emphysème pulmonaire*. On sait que cette affection consiste dans la distension des vésicules pulmonaires par l'air atmosphérique, qui s'y accumule en quantité beaucoup plus considérable qu'elles n'en pourraient contenir dans l'état normal. Tantôt la maladie s'arrête là et n'est qu'une distension permanente, excessive et contre nature des vésicules pulmonaires, et alors l'emphysème est dit *vésiculaire*; tantôt la distension augmentant, les cellules se rompent, l'air, qui dans les premiers cas n'était contenu que dans ses conduits propres, s'épanche dans le tissu cellulaire ambiant : alors l'emphysème prend le nom d'*interlobulaire*. Je n'ai point à examiner si, comme le croyait Laënnec, le tissu pulmonaire est sain, à part cette dilatation, ou bien s'il y a en même temps hypertrophie des parois des cellules aériennes, comme le pense M. Louis dans son article EMPHYSÈME DES POUMONS, de la 2ᵉ édition du *Dictionnaire de Médecine* ou *Répertoire général des Sciences médicales*. J'ai hâte de passer aux signes qui permettent de reconnaître cette maladie.

Le symptôme le plus constant de l'emphysème pulmonaire est une dyspnée plus ou moins forte, mais continue, sujette néanmoins à présenter des exacerbations qui simulent parfaitement des accès d'asthme, je devrais dire qui en constituent de véritables. En effet, comme les accès d'asthme, ces exacerbations surviennent sans cause connue, et leur durée varie comme la cause qui les produit : bien rares au début de la maladie, elles vont en augmentant de fréquence et d'intensité à mesure que celle-ci devient plus ancienne, et s'accompagnent souvent de palpitations qui viennent encore augmenter l'embarras du praticien et quelquefois pourraient l'induire en une erreur de diagnostic, si Laënnec n'avait indiqué des signes certains de cette affection, tous empruntés à l'auscultation et à la percussion.

Je ne parlerai pas de la dilatation du côté de la poitrine, siége de l'emphysème pulmonaire, parce que c'est un signe qui peut échapper à l'attention ou même qui n'existe pas quand les deux poumons sont emphysémateux. Je ne dirai rien non plus de cette saillie vraiment remarquable de la partie supérieure du thorax, à partir de la clavicule jusqu'aux quatrième ou cinquième côtes, saillie qui se remarque plus rarement dans le dos, et que M. Louis a signalée comme un symptôme constant de l'emphysème pulmonaire, la distinguant de celle résultant d'un épanchement, en ce que celle-ci aurait lieu à la partie inférieure du thorax, tandis que celle produite par l'emphysème se remarque sous la clavicule. Ce signe peut encore échapper, et d'ailleurs ne pourrait servir de base à un diagnostic quelconque. Mais en voici de plus importants :

Le côté de la poitrine où siége l'emphysème pulmonaire rend à la percussion un son très-clair ; et cependant l'auscultation n'y fournit, dans la plus grande partie de son étendue, qu'une absence complète du bruit respiratoire, et ne fait entendre de temps en temps qu'un léger râle sibilant, mélangé de ce râle muqueux que Laënnec a comparé à un cliquetis de soupape et qu'il regardait comme l'indice du déplacement des crachats perlés. On ne prendra pas cette absence de bruit respiratoire pour celle produite par un épanchement pleurétique, parce qu'alors la percussion rendrait un son mat, au lieu du son très-clair que je viens de signaler. On ne la confondra pas non plus avec celle qui caractérise le pneumo-thorax, parce que dans ce cas le bruit respiratoire s'entend le long de la colonne vertébrale, point où se retire le poumon refoulé par l'air épanché dans la plèvre ; tandis que dans l'emphysème le bruit respiratoire cesse de se faire entendre dans toute la zône emphysémateuse, vers la racine du poumon comme à sa périphérie. Mais il y a des cas où l'on entend un *râle crépitant sec à grosses bulles*, râle que M. Louis a indiqué sous le nom de *râle sous-crépitant*. Laënnec l'avait regardé comme indiquant l'emphysème *interlobulaire*. M. Louis le considère, avec raison, comme dépendant du catharre pulmonaire qui accompagne toujours l'emphysème. Quant au bruit de frottement *ascendant* et *descendant*, indiqué également par Laënnec, il appartient bien évidemment à l'emphysème, mais ne peut pas en être le signe pathognomonique; car un bruit analogue a été signalé dans le commencement de la pleurésie, dans la péricardite commençante, alors que ces phlegmasies sont encore sans épanchement. Mais qu'importe? les signes comparatifs de l'auscultation et de la percussion, que je viens d'établir, suffisent parfaitement pour faire diagnostiquer l'emphysème pulmonaire et permettre de le différencier des affections avec lesquelles on pourrait craindre de le confondre.

Maintenant, admettons que Laënnec a beaucoup exagéré le nombre de cas dans lesquels l'asthme n'avait pas d'autre cause que l'emphysème pulmonaire; qui ne lui pardonnerait cette exagération si naturelle à un esprit comme le sien, qui, découvrant une altération anatomique jusqu'alors ignorée, et arrivant à en donner une symptômatologie si claire et si évidente, a cru être autorisé à penser que beaucoup de cas d'emphysème pulmonaire avaient passé inaperçus et avaient été décrits comme des cas d'asthme essentiel? D'ailleurs, Laënnec n'a pas dit que tous les cas d'asthme fussent des cas d'emphysème; et la preuve, c'est qu'il a consacré un chapitre de son ouvrage à étudier *l'asthme spasmodique*, nom sous lequel il désigne celui dont aucune lésion anatomique ne peut rendre compte, asthme qu'il regardait comme une névrose essentielle.

Mais l'emphysème pulmonaire n'est pas la seule affection susceptible d'être reconnue au moyen de l'auscultation, et capable de produire des accès d'asthme.

Laënnec a décrit, sous le nom de *catarrhe sec*, une maladie consistant en une inflammation chronique des bronches, qui ne s'accompagne que d'une expectoration nulle ou du moins très-peu abondante. Cette maladie est souvent concomitante de l'asthme, dans le cas où elle n'en est pas la cause première. Cette affection, commune chez les vieillards, chez les goutteux, les hypocondriaques et ceux dont la constitution est détériorée par des excès, présente pour symptôme principal une dyspnée offrant tous les caractères de celle qui constitue l'asthme, et toujours confondue avec elle, d'autant plus qu'elle revient par attaques qui durent plusieurs jours. Vers la fin de ces accès, la toux se manifeste, et alors l'oppression diminue. Au bout de quelques jours, les efforts de la toux amènent des crachats perlés, dont l'expectoration produit une diminution plus notable encore de la dyspnée. Les signes stéthoscopiques que Laënnec lui a assignés, sont : une diminution du bruit respiratoire sans râle bronchique, coïncidant avec une sonoréité naturelle de la poitrine. Lorsque le catarrhe sec s'est prolongé pendant un certain temps, il engendre ordinairement l'emphysème pulmonaire, affection que nous venons de voir compagne si fréquente de l'asthme.

M. le docteur Quissac, alors chirurgien chef interne de l'Hôtel-Dieu de Montpellier, a le premier appelé l'attention des praticiens sur une maladie non encore décrite, et dont il a donné une excellente monographie dans un Mémoire inséré dans la *Gazette médicale de Paris* de 1836 (pages 161 et 177). Cette maladie, à laquelle il a donné le nom de contracture des poumons, a pour caractère anatomique le racornissement des poumons, dont la densité augmente en raison directe de la petitesse du volume auquel ils se trouvent réduits. Si l'on pousse plus loin l'examen, on trouve que la membrane muqueuse des bronches offre des traces de phlogose, et que la cavité de ces conduits est effacée dans leurs dernières divisions. Les symptômes de cette affection sont susceptibles d'être confondus avec ceux de l'asthme quand ils sont aigus, et ne s'en distinguent alors que par la brièveté de la maladie, comparée à la marche essentiellement chronique de l'asthme. Mais quand la contracture affecte une marche chronique, le dépérissement rapide et complet qu'entraîne le défaut d'hématose la ferait plutôt ressembler à la phthisie : et c'est même de cette classe de maladies que M. Quissac paraît vouloir la rapprocher, en l'appelant *phthisie par contracture*. Les signes stéthoscopiques qu'il lui assigne, sont : une absence de bruit respiratoire coïncidant avec une sonoréité très-grande du thorax. Ce sont les mêmes que ceux du pneumo − thorax sans épanchement dans la plèvre ; mais on doit avouer que M. Quissac n'a pas distingué suffisamment ces deux maladies l'une de l'autre. On voit bien, dans les observations qu'il en cite, que cette contracture est essentielle et qu'elle ne ressemble pas au refoulement simple du poumon par un épanchement d'air ou de pus. Mais M. Quissac croit que la plèvre, dans ce cas, ne contient rien, pas même un gaz ; ce qui contredit toutes les idées reçues de physique animale. Au reste, cette maladie nouvellement décrite a besoin d'être étudiée de nouveau ; mais, l'éveil une fois donné, l'observation aidée de l'anatomie pathologique fera le reste.

MM. les docteurs Kopp et Hirsch, de Kœnigsberg, ont décrit les premiers une maladie que, d'après eux, on appelle généralement, en Allemagne, *asthme thymique*. Cette maladie, particulière à l'enfance et dont la cause, comme son nom l'indique, consiste dans une hypertrophie du thymus, est caractérisée par des accès de suffocation pendant lesquels la respiration reste comme suspendue et qui reviennent périodiquement, surtout au moment du réveil, lors de la déglutition et lorsque l'enfant jette des cris. Le premier Mémoire *ex professo* sur cette maladie a été lu par le docteur Kopp, à la réunion des savants naturalistes allemands à Heidelberg, en septembre 1829. D'après la description que donnent ces auteurs des symptômes qui caractérisent cette maladie, on voit d'abord qu'elle n'a que le nom de commun avec l'asthme, et que ce serait bien plutôt avec la coqueluche qu'on courrait le risque de la confondre. Ses signes physiques sont : cinq à six inspirations sifflantes d'abord, puis plus profondes et pénibles, alternant avec une respiration à peine sensible, dont le bruit a du rapport avec le son du croup développé à un haut degré. Le cri aigu, entendu dans le commencement de l'inspiration, est un signe pathognomonique de cette affection.

Un autre médecin allemand, le docteur Roesch de Schwenning (Wurtemberg), qui s'est beaucoup occupé de l'asthme thymique, sans nier que l'hypertrophie du thymus ait été rencontrée dans tous les cas, ne fait cependant point de l'hypertrophie de cette glande le caractère essentiel de cette maladie ; pour lui, ce caractère essentiel réside dans un spasme de la glotte. Il la considère donc comme formant une véritable névrose, et il serait tenté de l'appeler asthme convulsif du larynx. Il fonde son opinion sur ce que les symptômes que les docteurs Kopp et Hirsch lui ont assignés ne sont point ceux qui pourraient indiquer la compression du poumon, et un obstacle mécanique à la circulation du sang et aux mouvements du cœur. Il n'y a ni asphyxie, ni lipothymie, ni cyanose : les accès, au lieu de se développer lorsque l'enfant se livre à de grands mouvements, reviennent au contraire lorsqu'il s'abandonne au repos.

Il me serait difficile de juger une question aussi épineuse que celle-ci ; mais il n'en résulte pas moins, de toutes ces observations, qu'il est encore une espèce d'asthme dont la percussion et l'auscultation réunies peuvent faire soupçonner la cause matérielle sur le vivant, avant que l'autopsie vienne la dévoiler.

J'arrête ici l'énumération des affections thoraciques regardées comme susceptibles de produire des accès d'atshme : car les autres sont des affections aiguës ou chroniques, ayant leurs symptômes propres, complétement distincts de l'asthme; et si quelquefois on en a observé les caractères anatomiques chez des asthmatiques, il ne pourrait y avoir que simple concomitance, mais nullement dépendance réciproque.

J'ai dit que l'angine de poitrine avait été regardée, par la plupart des auteurs, comme liée spécialement aux maladies organiques du cœur; j'ai déjà démontré combien l'auscultation fournissait peu de renseignements assez précis, pour reconnaître parfaitement la nature et le siége de ces lésions. Je dois ajouter que, fût-on parvenu à diagnostiquer de la manière la plus exacte une affection organique du cœur ou des gros vaisseaux coexistant avec une angine de poitrine, on n'aurait pas néanmoins pour cela localisé le siége et précisé la cause de l'ensémble des symptômes que ce mot désigne. Cela résulte très-clairement et très-évidemment d'un travail intitulé : *Nouvelles observations sur la nature et le siége de l'angine de poitrine*, inséré par M. le docteur Gintrac, de Bordeaux, dans le *Journal de Médecine pratique*, ou *Recueil des travaux de la Société de Médecine de Bordeaux* (1836). On y lit l'histoire d'un homme, à l'autopsie duquel on trouva quatre dilatations anévrismatiques de la partie sous-sternale de l'aorte. Or, cet homme avait été sujet pendant de longues années à des accès d'angine de poitrine, mais en avait été délivré complétement dix ans avant sa mort, et ne s'en était pas ressenti depuis. Il ressort évidemment de ce fait, qui est des plus intéressants, qu'il faut d'autres conditions qu'une altération de l'aorte pour produire cette douloureuse maladie. Le docteur Gintrac pense que les nerfs du plexus cardiaque sont probablement affectés, et qu'ils sont les agents de cette douleur si violente que les malades accusent. Cette opinion sera certainement partagée par la presque totalité des praticiens.

Il y a donc dans l'asthme et dans l'angine de poitrine un élément nerveux que personne ne peut révoquer en doute, et qui les rend, en quelque sorte, indépendants des lésions organiques avec lesquelles on les voit coïncider. S'ensuit-il que l'auscultation et la percussion n'aient pas rendu un immense service en facilitant le diagnostic de ces lésions ? qui oserait soutenir une chose semblable ? Il est incontestable qu'en dirigeant un traitement direct contre le catarrhe sec ou l'emphysème, au moyen du kermès, de l'ipécacuanha donné à doses insuffisantes pour faire vomir, du savon médicinal associé à la scille et quelquefois à la gomme ammoniaque, des sels avec prédominance alcaline, et quelquefois des frictions huileuses sur la poitrine ; contre la contracture des poumons, au moyen des évacuations sanguines et de l'exercice vantés par M. Quissac, comme excellents dans le traitement de cette maladie ; contre l'engorgement du thymus, par les évacuations sanguines fréquemment répétées ; et enfin contre toute maladie du cœur reconnue à l'aide de l'auscultation, ne fît-on que soupçonner sa nature, par des évacuations sanguines, des bains et de la digitale, on arrivera à dégager l'affection nerveuse d'une complication qui ne pouvait que l'aggraver, en occasionnant des retours d'accès plus fréquents qu'ils n'auraient été sans elle. Souvent même il arrivera qu'en combattant ces maladies intercurrentes, on soulagera en même temps la maladie nerveuse par ce seul fait, et sans qu'il soit besoin de lui adresser spécialement les remèdes que l'expérience a conseillés comme les plus efficaces contre elle.

Mais si une investigation sévère des organes pectoraux, au moyen de l'auscultation combinée avec la percussion, ne fait reconnaître aucune lésion, quelle qu'elle soit, de ces organes, il ressortira toujours de cet examen ce résultat favorable : qu'en traitant l'asthme essentiel par les moyens convenables, on sera assuré de ne pas laisser sans traitement une affection qui, quoiqu'elle soit secondaire en apparence, n'entraverait pas

moins l'action des narcotiques ou autres remèdes dirigés contre l'affection nerveuse ; car on
peut être certain que la diminution des accès
n'aura lieu qu'après que l'affection organique,
quelle qu'elle soit, aura été soulagée : et celle-ci
ne pourra l'être qu'après avoir été reconnue, cela
est de toute évidence.

CHAPITRE VI.

Récapitulation des Chapitres précédents. Auscultation artificielle.

Après avoir parcouru successivement toutes les maladies des poumons et du cœur, et avoir détaillé tout ce que le diagnostic et, par conséquent, la thérapeutique de chacune doivent à l'auscultation, il me semble naturel de réunir par une récapitulation sommaire et brève, dans un même tableau, tous les progrès que la science du diagnostic a faits depuis l'admirable découverte de Laënnec. Une revue semblable ne peut que rehausser encore le prodigieux génie qui a su créer une symptômatologie nouvelle, pour une classe si nombreuse de maladies, et qui, par elle, a su rendre leur diagnostic aussi simple et aussi facile qu'autrefois il était obscur et embrouillé. C'est entrer encore davantage dans la pensée qui a dicté le programme de ce concours : car il me semble qu'en le proposant au zèle et à l'émulation des jeunes médecins de France, la Société de Médecine de Bordeaux a voulu qu'il en résultât un monument à la gloire de Laënnec, retraçant également et l'importance de ses immenses travaux, et la reconnaissance avec laquelle tous les praticiens de tous les temps devront garder sa mémoire.

Des développements auxquels je me suis livré, il résulte que les conséquences immédiates de l'auscultation combinée avec la percussion sont les suivantes :

1.º Distinction à jamais établie entre la pleurésie et la pneumonie, maladies que Laënnec a démontré différer autant par leurs signes physiques que par leurs caractères anatomiques.

2.º Diagnostic des épanchements pleurétiques, fondé sur des signes tellement précis que toute erreur est devenue désormais presque impossible : service inappréciable rendu aux chirurgiens, qui, jusqu'alors, possédaient si peu de moyens de reconnaître les cas d'empyèmes, que dans la plupart des cas ils devaient douter de leur diagnostic, jusqu'à la sortie du pus de la poitrine.

3.º Diagnostic des pleurésies, établi dès leur naissance, rendu indépendant des signes généraux de réaction : de sorte que pour le praticien attentif il ne peut plus y avoir de pleurésies latentes, pas plus que de pneumonies latentes ; car ce que nous disons pour l'une de ces maladies, s'applique également à l'autre.

4° Découverte de la pneumonie lobulaire, qui, sans l'auscultation, n'eût jamais été faite : car, ou le malade guérit, et alors rien ne décèle l'origine de l'hémoptysie qui en a été le seul symptôme ; ou le malade meurt, et alors ce n'est qu'à la suite de l'extension de la phlegmasie à tout le poumon, ce qui entraîne la disparition de cet état singulier du poumon, auquel on a donné le nom de pneumonie lobulaire.

5° Découverte de la pneumonie hypostatique ou des agonisants : maladie que l'anatomie pathologique avait déjà signalée, mais qu'elle avait fait considérer comme un phénomène cadavérique. L'auscultation l'a fait reconnaître sur le vivant, et par là a fourni les indications propres à la prévenir, et quelquefois à la soulager.

6° Diagnostic différentiel établi irrévocablement entre le catarrhe pulmonaire et la phthisie, maladies qui se confondent pour ainsi dire par leurs symptômes généraux et presque locaux (excepté toutefois ceux que fournit l'auscultation), et dont la plupart des praticiens ne faisaient jusqu'alors que deux degrés d'une même affection, ne différant que du plus au moins.

7° Etablissement d'une preuve de grand poids contre la génération de la phthisie par la pneumonie, supposée devenue chronique, en prouvant que ces deux maladies, dans la généralité des cas, débutent en sens inverse l'une de l'autre, l'une par le sommet du poumon, l'autre par sa base.

8° Diagnostic des cavernes pulmonaires résultant de la fonte des tubercules, établi sur des données si précises et si sûres, que non-seulement on peut préciser leur nombre, leur étendue, mais encore indiquer d'une manière certaine si elles sont complétement vides, si elles contiennent du pus seulement, ou de l'air et du pus tout à la fois, si elles sont profondément situées dans le parenchyme, ou rapprochées de la surface des poumons, etc.

9° Démonstration, jusqu'alors jamais fournie d'une manière évidente, de la possibilité de la cicatrisation des cavernes pulmonaires, par le rapprochement de leurs parois, ou leur réduction à l'état de fistules. Jusque-là les malades qui avaient échappé à des maladies de poitrine, étaient censés n'avoir pas été atteints de phthisie ; ce qui revient à dire, que les anciens n'étaient sûrs de leur diagnostic que quand ils le voyaient confirmé par l'autopsie.

10° Diagnostic établi d'une manière certaine, pour l'emphysème pulmonaire, pour l'œdème du poumon, pour la dilatation des bronches : lésions que l'anatomie pathologique se contentait autrefois de constater, ou plutôt qu'elle avait laissées passer presque inaperçues, bien loin que les pathologistes songeassent à les reconnaître sur le vivant.

11° Diagnostic créé pour le pneumo-thorax : affection qui, jusque-là, n'avait été regardée que comme une lésion cadavérique. Signes fournis pour reconnaître s'il se complique de la perforation du poumon, ou s'il n'y a encore aucune communication de l'intérieur de la plèvre avec les bronches.

12° Facilité de suivre pas à pas, et pour ainsi dire au doigt et à l'œil, les progrès journaliers des maladies aiguës et chroniques des poumons, dans leur marche ascendante comme dans leur marche décroissante : faculté inappréciable, qu'aucune autre méthode n'avait fournie jusque-là, et qui permet de juger chaque jour si la médication employée doit être continuée ou modifiée.

13° Découverte de l'existence de catarrhes latents, dans la plupart des fièvres continues : fait qui n'avait jamais été signalé, et qui n'aurait jamais pu l'être avant l'auscultation.

14° Faculté de reconnaître sur le vivant les affections organiques des poumons ou du cœur qui peuvent coexister avec les maladies nerveuses, telles que l'asthme ou l'angine de poitrine : connaissance qui peut mettre sur la voie des moyens propres à soulager, sinon à guérir ces maladies.

En présence de pareils résultats, qui oserait opposer au concert unanime d'éloges qu'ils doivent justement exciter, que l'auscultation a jusqu'à ce jour échoué dans toutes les tentatives qui ont été faites pour en obtenir des signes pathognomoniques d'une évidence aussi incontestable pour les maladies du cœur? Elle a échoué! mais, d'abord, pas complétement; car l'auscultation du cœur a fait découvrir des bruits dans cet organe, différents de ses bruits normaux et physiologiques, et que tout le monde est convenu de regarder comme morbides. Quoiqu'on ne soit pas d'accord sur leur valeur intrinsèque, comme signes représentatifs de telle ou telle lésion, ces bruits anormaux n'en sont pas moins précieux en ce que leur combinaison avec les autres symptômes que présente le malade permet d'arriver, par induction, au soupçon d'altérations organiques dont auparavant il était moralement impossible d'avoir la connaissance, autrement que par l'autopsie. De plus, j'ai dit d'où provenait cette incertitude des résultats de l'auscultation du cœur; j'ai prouvé que le défaut d'une théorie unanimement adoptée pour les bruits normaux de cet organe, était la seule cause de la difficulté qu'on éprouve à en interpréter convenablement les bruits anormaux. Faudrait-il donc désespérer de voir un jour cette difficulté vaincue? Et enfin, quoique cette considération n'ait qu'une mé—

diocre valeur, et que je ne veuille nullement en inférer qu'on doive en rester là dans ces recherches et ne pas s'efforcer de résoudre cette dernière partie du problème de la localisation des maladies du thorax, à l'aide de l'auscultation; enfin, dis-je, les maladies organiques du cœur sont peut-être, de toutes les maladies, celles dont la localisation, précisée et diagnostiquée sur le vivant, fournira le moins d'indications thérapeutiques nouvelles au praticien chargé de les soulager. Car, jusqu'à ce jour et pour longtemps encore peut-être, la thérapeutique du cœur n'a présenté que ces deux indications : 1° diminuer la masse du sang par les saignées générales ou locales et un régime diététique convenable; 2° modérer les mouvements de l'organe, au moyen de la digitale et des hypnotiques ; indications auxquelles on peut joindre celle-ci : combattre les accidents symptômatiques, au fur et à mesure qu'ils se présentent.

On peut le dire hardiment et sans crainte d'être démenti : personne avant Laënnec n'avait fait faire des progrès aussi immenses, aussi incontestables à l'art du diagnostic : personne n'avait fixé les opinions sur un aussi grand nombre de maladies, décidé aussi irrévocablement un si grand nombre de questions regardées jusqu'alors comme insolubles : personne n'avait ainsi refait aussi complétement l'histoire d'une classe entière de maladies, et de maladies aussi obscures que celles de la poitrine; et tout cela, Laënnec l'a fait à l'aide de son stéthoscope; tout cela a été la conséquence d'une seule idée , celle d'écouter les bruits de la respiration , et d'étudier les modifications que leur impriment les maladies nombreuses et variées qui peuvent altérer cette fonction. Tant il est vrai que le génie ne consiste pas tant à avoir une pensée heureuse, qu'à savoir en tirer toutes les conséquences qui peuvent en être déduites !

Puisse cet art si utile de l'auscultation de la poitrine aller toujours en se perfectionnant ! que l'exercice journalier le rende familier à tous les praticiens ! que ceux-ci soient bien convaincus que la meilleure base d'une thérapeutique efficace , est un diagnostic bien précisé ; que la médecine qui se borne à combattre les symptômes , sans s'attacher à remonter jusqu'à la cause qui les produit, est insuffisante et ne peut satisfaire un esprit éclairé , qui a compris toute la dignité de son art ! Cependant , un progrès à constater , c'est qu'une véritable honte est attachée à l'ignorance de l'auscultation, et personne n'aurait assez peu d'amour-propre pour oser avouer qu'il ne sait pas la pratiquer. Tous les médecins auscultent , c'est un grand bien ; mais tous savent-ils ausculter ? Il ne suffit pas pour cela d'appliquer l'oreille , avec ou sans stéthoscope , sur le thorax , et d'écouter ; il faut savoir analyser ce que l'on entend , car de l'exactitude de cette analyse dépend la certitude du diagnostic qu'on va porter ; et si l'on réfléchit qu'à la justesse de ce diagnostic est attachée quelquefois une question de vie ou de mort pour le patient, on se convaincra de l'importance qu'il y a à se perfectionner dans cet art, par une longue pratique.

C'est l'intime conviction de l'indispensable nécessité, pour le jeune médecin, de posséder une connaissance parfaite de cet art, qui a inspiré à M. Pétrequin, chirurgien en chef désigné de l'Hôtel-Dieu de Lyon, l'idée d'y former les élèves par la méthode qu'il a appelée *auscultation artificielle*. Cette méthode, qu'il a développée dans un Mémoire présenté à l'Académie des Sciences le 23 janvier 1837, et publié depuis dans les *Annales de la Société des Sciences médicales et naturelles de Bruxelles* (1838), consiste à explorer d'abord des poumons détachés, tantôt sains, tantôt malades, qu'il insuffle en imitant les mouvements respiratoires, ce qui permet d'entendre les bruits normaux et morbides. Quant aux râles tubaires, M. Pétrequin les obtient en faisant des injections diverses dans les bronches.

Partant de ces premières données, M. Pétrequin pratique alors l'auscultation sur le cadavre, et assure avoir réussi à percevoir les différents bruits bronchiques et pulmonaires, le bruit d'amphore, etc. ; et avoir pu diagnostiquer ainsi la pneumonie, l'hy-

dro-thorax, les cavernes de la phthisie, la perforation du poumon, sur des cadavres dont il ignorait
l'histoire. Enfin, pour obtenir l'auscultation artificielle de la voix, M. Pétrequin applique le pavillon
du stéthoscope sur le larynx d'une personne parlant
à haute voix, et l'autre bout du cylindre sur l'origine
des bronches du cadavre ausculté, et la production
de la toux et de la voix dans les cavités broncho-pul-
monaires a été le résultat immédiat de ce procédé
ingénieux.

Cette théorie de l'auscultation artificielle est développée, dans le Mémoire que j'analyse, avec l'esprit et
le talent qu'on remarque dans toutes les productions
de M. Pétrequin, et mérite d'être accueillie avec faveur. C'est certainement une idée heureuse d'avoir
reproduit mécaniquement sur le cadavre les circonstances qui donnent naissance à tel ou tel bruit sur le
vivant, et je sais que ces bruits artificiels ont en général la plus grande similitude avec ceux qu'ils sont
destinés à représenter. L'auscultation artificielle
pourra donc très-bien concourir à former les élèves
à cet art difficile de distinguer les bruits normaux
ou pathologiques qui se passent dans la poitrine;
mais pourra-t-elle suppléer complétement pour eux
l'auscultation des malades? je ne le pense pas. Ce
n'est, en effet, qu'auprès du malade que l'élève apprendra le rapport qui existe entre les signes physi-

ques obtenus à l'aide du stéthoscope, et les autres symptômes locaux et généraux que le cadavre ne peut plus présenter : tels que ceux qui se tirent de l'état de la respiration, de la nature de l'expectoration, de la fièvre, etc. Qu'on ne s'y trompe pas, l'art de l'auscultation ne consiste pas seulement à bien entendre les bruits morbides, mais encore à les bien interpréter ; et cette interprétation sera d'autant plus exacte et rapprochée de la vérité, qu'elle s'accordera davantage avec tous les autres symptômes. Maintenant je conviens de l'inconvénient qu'il y a quelquefois à soumettre des sujets gravement malades, des pneumoniques, par exemple, à l'observation d'un grand nombre d'élèves qui, ne sachant pas encore ausculter, les fatigueront beaucoup plus que ne le ferait un praticien plus exercé. Mais c'est l'affaire d'un professeur de clinique prudent et sage, de concilier l'intérêt des malades avec l'avancement des élèves : chose facile et qui s'obtient partout.

Quant à l'avantage que pourrait avoir l'auscultation artificielle, de permettre à l'élève d'apprendre cet art beaucoup plus vite que par la méthode ordinaire qui, selon M. Pétrequin, exigerait un an d'assiduité dans un hôpital, pour acquérir l'habileté nécessaire pour préserver d'erreur, j'avoue que cet avantage ne me semble pas d'une bien grande importance ; car, en admettant qu'il faille une année entière pour parvenir à un degré d'habileté suffisante dans l'art de l'auscultation, ce temps est-il donc trop long, comparé à l'importance d'une telle étude? d'ailleurs cette année ne sera pas consacrée exclusivement à cela, mais ce sera au fond une année de clinique interne, pendant laquelle l'élève apprendra à reconnaître et à traiter non-seulement les maladies dont le diagnostic s'obtient à l'aide de l'auscultation, mais encore toutes les autres. Le problème de l'éducation médicale ne consiste pas à abréger la durée des études et à faire passer rapidement le candidat par la série d'examens qui doivent le conduire au doctorat, mais au contraire à lui faire remplir le plus utilement possible les années que le législateur a sagement fixées pour la durée de cette espèce de noviciat, afin que, ce temps écoulé, il se présente aux dernières épreuves avec une instruction suffisante pour servir de garant à la société qui va lui confier de si grands pouvoirs.

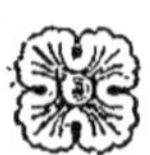

CHAPITRE VII.

De l'Auscultation appliquée à des cas étrangers aux maladies de poitrine.

Dès que la belle découverte de Laënnec fut connue, il était naturel de s'attendre à ce qu'une foule d'imitateurs se précipitât sur ses traces, et cherchât à découvrir, à l'aide du stéthoscope, tous les bruits susceptibles de se produire dans notre économie. Laënnec lui-même se laissa entraîner à faire des recherches dans ce but; mais toutes ces tentatives ne furent pas également heureuses, et il en est même quelques-unes dont je ne dirai rien, telles que celles qui concernent les abcès du foie et du tympan, dont Laënnec avait cru rendre le diagnostic plus facile par cette méthode, que l'expérience a démontrée être impraticable dans ces cas-là. Je vais parcourir rapidement les autres applications qui ont été tentées par d'autres auteurs et dans divers cas.

1. *Auscultation des fractures.*

M. Lisfranc est le premier et, je crois, le seul qui ait fait des expériences sur ce sujet. Il les a consignées dans un Mémoire inséré dans les *Archives générales de Médecine,* en août 1823. Il n'y avait rien de bien étonnant à ce que l'application du stéthoscope fît entendre plus facilement et d'une manière plus distincte la crépitation des fragments, puisque ordinairement ce bruit parvient à l'oreille nue, et que ce signe se trouve consigné parmi ceux des fractures par tous les auteurs de chirurgie. Mais ce qui caractérise le travail de M. Lisfranc, c'est la recherche de la distance du point fracturé, à laquelle le stéthoscope pouvait encore faire entendre la crépitation. Or, il a trouvé que le bruit de crépitation se propage dans des points assez éloignés du lieu où il se produit, et même, dans certains cas de fracture du fémur, il a pu l'entendre en plaçant le stéthoscope sur le crâne.

M. Lisfranc prétend reconnaître, à la différence des bruits entendus, si la fracture est oblique ou transversale; s'il y a plusieurs esquilles, si un liquide est épanché autour d'elles. Laënnec, qui a cherché à vérifier les expériences de M. Lisfranc , avance même avoir reconnu , à l'aide de son stéthos- cope, la forme pointue ou obtuse des fragments , lorsque l'épaisseur des parties molles ne permettait pas à la main de reconnaître cette forme d'une ma- nière bien précise. En lisant de pareils résultats , que personne n'a obtenus après eux , on ne peut s'empê- cher de penser que ces auteurs se les sont un peu exagérés , par une tendance naturelle de l'esprit à augmenter l'importance d'une idée nouvelle sur la- quelle on fonde de grandes espérances.

Ces espérances ne se sont pas réalisées ; d'un com- mun accord, on en est resté là : et, en effet, il est peu de cas où un chirurgien habile ne puisse reconnaître une fracture à l'aide des moyens ordinaires d'inves- tigation ; et dans les cas difficiles, où le diagnostic est douteux , en dépit de l'exploration la plus habile , je ne crois pas que les renseignements fournis par le stéthoscope fussent suffisants pour éclaircir et lever tous les doutes : dès lors il est inutile de l'appliquer.

II. *Auscultation de la vessie.*

Le but du cathétérisme pratiqué pour reconnaître un calcul vésical , est de rendre sensible à l'oreille

et au doigt conducteur du cathéter le choc de cet
instrument contre la pierre : ce n'est qu'à cette double condition qu'on peut prononcer l'existence d'un
calcul vésical. Mais bien souvent cette double sensation est douteuse, et les exemples, malheureusement encore trop fréquents de malades taillés sans
avoir la pierre, en sont une preuve triste, mais irrécusable. Laënnec a proposé, dans ces cas douteux,
d'appliquer un stéthoscope sur le pubis, pendant
qu'une autre personne explore la vessie avec une
sonde. Mais', encore dans ce cas, ce que prouvent
d'ailleurs les faits, il est possible que le son produit
par ce choc ne parvienne pas au stéthoscope, et par
conséquent à l'oreille de l'observateur. C'est pour
obvier à cet inconvénient, suite nécessaire de l'interruption qui existe entre l'endroit où le bruit se
produit et le conducteur qui doit amener ce bruit à
l'oreille, que MM. Moreau de St-Ludger et Béhier ont
imaginé de faire communiquer la plaque d'ivoire du
stéthoscope, sur laquelle on place l'oreille, avec le
pavillon de la sonde, par une tige métallique au
moyen de laquelle le son se transmet directement de
l'extrémité du cathéter qui percute le calcul à l'o-
reille de l'observateur. Ces messieurs ont consigné
les essais faits par eux à ce sujet, dans le *Journal des
connaissances médico-chirurgicales* du 15 avril 1836,
et dans la *Lancette française* du 7 mai même année.

M. Leroy d'Etioles , trouvant avec raison ce conducteur rigide fort incommode , en ce que les mouvements qu'on est obligé d'imprimer au cathéter le déplacent constamment , a modifié cet instrument d'une manière fort ingénieuse , en remplaçant ce conducteur par un ressort en boudin revêtu de caout-chouc , ce qui le rend flexible et susceptible par conséquent de se prêter à tous les mouvements nécessaires , sans nuire à la transmission des bruits dont il doit rendre la perception plus facile. C'est le 31 juillet 1837 que M. Leroy d'Etioles a présenté ce nouvel instrument à l'Académie des Sciences. Ce procédé , joint aux nombreuses améliorations que la lithotritie a apportées dans les méthodes de cathétérisme , contribuera certainement à rendre de plus en plus rares les erreurs de diagnostic , si même il n'en préserve tout à fait.

III. *Auscultation des anévrismes.*

L'auscultation des anévrismes était une conséquence naturelle de celle du cœur ; mais les renseignements qu'elle fournit dans ces maladies n'ont pas une bien grande valeur , et ne peuvent nullement éclaircir un diagnostic douteux. Qu'entend-on , en effet, dans les cas d'anévrismes où l'on entend quelque chose ? un bruit de râpe ou de soufflet, résultant de l'entrée du sang dans le sac anévrismal. Mais ce bruit n'a aucune valeur scientifique : car, que prouve-t-il ? que la circulation est gênée, et que l'ondée sanguine qui se présente ne trouve pas un passage suffisant pour passer outre ? mais la compression d'une artère par une tumeur superposée à ce vaisseau produirait le même effet. Or, ce serait justement un signe différentiel pouvant servir à distinguer une tumeur anévrismatique d'une tumeur étrangère à l'artère, que l'auscultation devrait fournir. J'en dirai à peu près autant du bruissement particulier que l'on a désigné sous le nom de *susurrus*, que l'on entend quelquefois dans les anévrismes faux consécutifs, et que l'on a attribué au passage du sang à travers l'ouverture étroite qui établit une communication entre la cavité de l'artère et celle de la poche anévrismale. Ce bruit de *susurrus* ne prouve encore rien autre chose que la gêne de la circulation, et le passage du sang à travers un espace trop étroit. Mais, pour qu'il fût vraiment significatif, il faudrait que cette gêne de la circulation ne pût pas dépendre d'une autre cause que de l'anévrisme ; et nous venons de voir le contraire.

13.

IV. *Auscultation du cerveau.*

L'idée d'appliquer le stéthoscope sur le crâne, et de lui demander des signes pathognomoniques dans les maladies de l'encéphale, n'était venue à personne avant que le docteur Fisher eût appelé l'attention des praticiens sur ce point, dans une note lue en 1833 à la Société pour l'avancement de la médecine de Boston, insérée dans *the medical Magazins*, n° 15, et analysée par la *Gazette médicale de Paris* du 14 janvier 1834. Le docteur Fisher a obtenu par ce procédé un phénomène non encore signalé, et qui consiste en un bruit de soufflet qui lui a toujours paru coïncider avec la compression du cerveau. En analysant les six observations que le docteur Fisher a jointes à son Mémoire, on voit en effet que les sujets chez qui il a observé le bruit de soufflet encéphalique étaient malades, deux d'hydrocéphale aiguë, deux d'hydrocéphale chronique, le cinquième des suites d'une chute d'un second étage, et le sixième d'une affection organique du cerveau. Chez tous il a été constaté que le bruit de soufflet, entendu dans la région de l'encéphale, ne partait pas du cœur, puisqu'on ne l'entendait pas dans la région précordiale. Trois malades ayant guéri, on a vu le bruit de soufflet décroître à mesure que la maladie diminuait d'intensité , et disparaître lorsque la convalescence a été complète.

Le docteur Fisher établit ensuite, dans des réflexions d'une justesse remarquable : 1° que ce bruit se passe dans les artères du cerveau ; car il est isochrone aux battements des temporales et des carotides , et la compression de ces vaisseaux le fait cesser ; 2° qu'il se passe dans les artères de la base du crâne, parce que c'est là que se trouvent les artères un peu volumineuses, et que là seulement elles sont placées de manière à pouvoir être comprimées entre la masse cérébrale et les os qui forment la base de la cavité encéphalique ; 3° enfin, qu'il accompagne toujours la compression du cerveau.

Quant à cette dernière conclusion, il faut plus de six observations pour la démontrer. Mais le diagnostic des maladies de l'encéphale est si obscur, que c'est toujours un immense service rendu à la science que l'indication d'un nouveau signe propre à faciliter ce diagnostic. Le temps et de nouvelles recherches prouveront ce qu'il faut attendre de cette nouvelle application de l'auscultation.

V. *Auscultation de l'abdomen.*

Le docteur Bright , médecin de l'hôpital Guy, à Londres, a signalé le premier un *bruit de cuir neuf*, que l'on perçoit par le toucher et par l'ouïe, en examinant l'abdomen de quelques sujets affectés de péritonite chronique. Le docteur Corrigan a confirmé ces remarques, dans un article inséré dans *the Dublin Journal of medical and chimical Sciences* (1836). Mais tandis que le docteur Bright l'avait attribué au frottement des adhérences établies entre les deux feuillets du péritoine, le docteur Corrigan pense au contraire que ce bruit doit cesser dès que les adhérences sont établies, et que la seule condition susceptible de le produire est le dépôt d'une certaine quantité de lymphe médiocrement épaisse et consistante à la surface du péritoine. Aussitôt que cette lymphe s'épaissit pour s'organiser en fausses membranes, ce bruit diminue pour disparaître complétement quand les adhérences sont achevées.

Ces observations des deux célèbres praticiens anglais méritent d'être confirmées; elles fourniraient un signe précieux pour juger la marche et l'état d'une maladie aussi grave, et dont le diagnostic n'est pas toujours aussi facile qu'on pourrait le penser.

VI. *Auscultation des gaînes des muscles et tendons de l'avant-bras.*

Le docteur Lalesque de La Teste (Gironde) a inséré dans le *Bulletin médical de Bordeaux*, en 1836, une observation d'inflammation rhumatismale des muscles de l'avant-bras, qui s'accompagnait d'un frottement sensible à la main qui serrait le poignet malade, et d'un *bruit de cuir neuf* qui s'entendait à distance et que l'oreille appliquée sur l'avant-bras percevait excessivement fort. L'observation du docteur Lalesque, extrêmement curieuse en elle-même, manque de quelques détails nécessaires pour savoir où se passait ce bruit de cuir neuf. L'auteur paraît croire que c'était dans les gaînes celluleuses qui séparent les faisceaux charnus des muscles de cette région ; mais il est bien plus probable que c'était dans les gaînes des tendons de ces mêmes muscles : et alors le bruit qu'il a entendu ne serait que la crépitation sensible à l'oreille et au doigt, signalée par MM. Rognetta, Velpeau et Maingault dans les inflammations de ces gaînes tendineuses. (*Mémoire* de M. Rognetta , *Gazette médicale de Paris* , 1834, pag. 596.)

VII. *Auscultation pendant la grossesse.*

Il me reste à parler de l'application la plus heureuse qui ait jamais été faite de l'auscultation : je veux dire, de son application à l'étude de la grossesse.

Il n'entre pas dans mon sujet de discuter si M. de Kergaradec avait eu cette idée de lui - même, ou s'il l'avait empruntée à d'autres ; toujours est - il qu'on lui a contesté la priorité. Ainsi l'on a dit que M. Mayor, de Lausanne, avait eu longtemps auparavant l'idée d'appliquer l'oreille sur le ventre de la mère pour reconnaître si l'enfant était vivant ; ce qu'il jugeait en entendant les battements du cœur du fœtus, qu'il distinguait fort bien du pouls de la mère. (*Rapport fait à l'Institut* sur l'ouvrage de Laënnec *Auscultation médiate*, par Perey.) Mais M. Mayor ne poussa pas plus loin ses recherches. On a dit encore que Fodéré en avait parlé quelque part ; mais il restera toujours à M. de Kergaradec l'honneur d'avoir appelé le premier, en 1821, l'attention des accoucheurs sur un point si important de la pratique obstétricale.

Le stéthoscope, appliqué sur les parois de l'abdomen d'une femme enceinte, permet d'entendre deux bruits : l'un, assez semblable aux battements d'une montre enveloppée de beaucoup de linge, est le *bruit du cœur du fœtus ;* l'autre est un véritable bruit de soufflet, que M. de Kergaradec a désigné sous le nom de *battement simple avec souffle* ou *bruit placentaire*, parce qu'il a supposé que ce bruit se passait dans le placenta ou dans la partie de la matrice où il s'implante. Etudions ces deux bruits séparément.

Tous les accoucheurs sont unanimement tombés d'accord que le premier bruit était bien dû aux battements du cœur du fœtus. Ces battements, toujours doubles comme ceux du cœur de l'adulte, sont seulement beaucoup plus rapides, et leur fréquence est ordinairement double de celle du pouls de la mère. M. le professeur Paul Dubois, dans un excellent Mémoir sur ce sujet, lu à l'Académie de Médecine dans sa séance du 29 novembre 1831, a trouvé pour moyenne de fréquence des battements du cœur du fœtus, observés chez trois cents femmes à la Maternité de Paris, cent quarante à cent cinquante pulsations par minute. M. Nœgelé fils, dans son ouvrage intitulé l'*Auscultation obstétricale*, publié en 1838, n'a trouvé pour moyenne de la même vitesse que cent trente-cinq pulsations par minute, et ses recherches ont porté sur six cents femmes environ. Au reste, MM. Paul Dubois et Nœgelé s'accordent à reconnaître que ces battements ne présentent aucune différence notable de vitesse, à quelque époque de la grossesse qu'on les explore. M. Nœgelé n'aime pas la comparaison qu'on en a faite avec le *tic-tac* d'une montre, et il ne peut en donner une meilleure idée qu'en les comparant au bruit du cœur d'un enfant qui vient de naître. Aussi est-ce toujours par l'auscultation d'un nouveau-né qu'il fait commencer ses élèves, pour les habituer à le reconnaître en auscultant la mère : et, de cette parfaite ressemblance des bruits du cœur du fœtus avec ceux du cœur du nouveau-né, M. Nœgelé tire un de ses arguments les plus forts pour prouver que ce bruit est bien celui du cœur du fœtus, et qu'il ne peut être attribué à une autre cause.

Tous les auteurs s'accordent également à dire, qu'avant le cinquième mois il n'est pas possible d'entendre les battements du cœur du fœtus. Cependant M. Nœgelé prétend avoir reconnu, au moyen du stéthoscope, des bruits produits par les mouvements du fœtus au sein du liquide amniotique, plusieurs semaines avant que la femme ait elle-même senti les premiers mouvements de son enfant.

Le lieu où le double battement se fait entendre varie nécessairement suivant la position de l'enfant : cependant il n'est pas nécessaire que celui-ci ait la région dorsale directement en rapport avec le point de la paroi abdominale où repose le stéthoscope. Cette opinion, qui était celle de M. de Kergaradec, aurait eu pour résultat, si elle se fût trouvée vraie, d'amener, par une induction facile, à préciser les rapports du fœtus avec le bassin de la mère, sans rendre nécessaire le toucher par le vagin. Mais il résulte des recherches de M. Paul Dubois, qu'il suffit qu'un des points du thorax du fœtus soit en rapport avec la paroi abdominale ; il ne paraît même pas nécessaire que le stéthoscope soit placé immédiatement sur ce point de contact, car M. Paul Dubois a remarqué que le double battement s'entend toujours dans un rayon de quelques pouces autour du point où il présente le plus de force. Cela ressort encore plus directement d'une expérience faite par le docteur de Hoefft, et consignée dans un article d'un journal allemand, sous le titre de : *Remarques sur l'auscultation des femmes enceintes, faites pendant les années 1835 et 1836 dans l'Institut impérial de la Maternité à St-Pétersbourg ;* article dont je trouve l'analyse dans la *Gazette médicale de Paris*, 1838 (pag. 8o8). M. de Hoefft a renfermé dans un petit bocal hermétiquement bouché une montre entourée de coton, puis il a placé le petit bocal dans autre vase plein d'eau qu'il a entouré d'un linge. En variant la position du petit bocal dans le grand vase, M. de Hoefft a reconnu que la faculté d'entendre le tic-tac de la montre était modifiée par le plus ou moins de conductibilité du corps qui transmet le son : car, lorsque la montre se trouvait près d'un des bords du vase, on entendait presque également bien, en appliquant le stéthoscope à l'une ou à l'autre des extrémités de celui-ci; tandis que, lorsque la montre se rapprochait du centre du liquide, on entendait beaucoup moins bien.

Si tous les accoucheurs ont été unanimes à reconnaître la cause de ce double battement dans les pulsations du cœur du fœtus, ils ont été loin de s'accorder sur l'interprétation qu'ils devaient donner du second bruit signalé par M. de Kergaradec sous le nom de *bruit placentaire*, parce qu'il le regardait comme indiquant le lieu d'insertion du placenta. Cette opinion était aussi celle de Laënnec, qui cependant ne le croyait pas produit par le placenta lui-même, mais par la branche artérielle servant principalement à la nutrition du placenta. Laënnec étaye son opinion sur l'expérience du docteur Ollivry, médecin à Quimper, qui s'est assuré quatre fois, en introduisant la main dans la matrice immédiatement après la sortie de l'enfant, que le point où il avait entendu les pulsations avec souffle avant l'accouchement correspondait exactement à l'insertion du placenta ; et le docteur Ollivry ajoute que, s'il fallait une nouvelle preuve à l'appui de cette opinion, on la trouverait dans ce fait : que *le bruit de souffle cesse à l'instant même où l'on coupe le cordon ombilical.* (Laënnec, ouv. cité, tom. II, pag. 464.)

Mais des recherches ultérieures ont démontré à MM. Paul Dubois et Nœgelé que l'opinion de Laënnec et de M. de Kergaradec était erronée, et que ce que ces auteurs ont désigné sous le nom de *bruit placentaire* se passait dans les vaisseaux de l'utérus et devait s'appeler *souffle utérin* (Paul Dubois), *bruit utérin* (Nœgelé). En effet, ce bruit utérin est sujet à changer fréquemment de place et à être entendu tantôt dans un lieu, tantôt dans un autre, ou bien à l'être en deux endroits à la fois : le placenta est donc étranger à sa production. Cependant ce bruit utérin a toujours une grande importance, parce que, pouvant être entendu longtemps avant le battement du cœur du fœtus et dès que la matrice commence à se développer assez pour atteindre le niveau du pubis, il peut servir à faire soupçonner l'existence d'un produit de la conception dans l'utérus, si toutefois il n'est pas démontré que le développement de l'utérus par une tumeur quelconque ne puisse pas occasionner la production d'un bruit de souffle pareil.

Quoi qu'il en soit, il résultera toujours de ce que je viens de dire, que l'auscultation est un moyen précieux pour reconnaître la vie du fœtus dans le sein de sa mère : l'existence du double battement du cœur en est une preuve incontestable. M. Nœgelé érige même en principe la proposition inverse, et veut que la non-perception du double battement soit un signe de mort du fœtus. Mais l'auscultation obstétricale est encore trop hérissée de difficultés, pour qu'on puisse être toujours sûr que le bruit qu'on ne perçoit pas n'existe pas : il a pu ne pas arriver jusqu'à l'oreille par quelque cause échappant à l'observation, voilà la seule conclusion qu'on puisse encore tirer de son absence.

On avait espéré pouvoir, à l'aide de l'auscultation, reconnaître les grossesses multiples, et pouvoir soupçonner l'existence d'une grossesse de ce genre toutes les fois qu'on entendait le double battement du fœtus dans deux points opposés de l'abdomen. On voit dans une Revue clinique de l'Institut obstétrical de Pavie pour l'année 1830-31, par le professeur Lovati, que chez une femme, qui présentait ce double battement en même temps au fond de l'utérus à gauche et à la région iliaque droite, on diagnostiqua sur ce seul signe une grossesse double, et qu'à l'accouchement on fut émerveillé de voir avec quelle précision le stéthoscope avait indiqué, non-seulement le nombre des fœtus, mais encore la position de chacun d'eux : car l'un présenta les fesses en *quatrième position* (*sacro-postérieure gauche*) ; l'autre, l'occiput en *deuxième position* (*occipito-antérieure droite*). Mais, par la suite, on entendit ces doubles battements en divers points de l'utérus chez tant de femmes dont la grossesse était simple, qu'il fallut bien reconnaître l'incertitude de ce signe. Cependant M. Paul Dubois pense que, pendant le travail et lorsque la rupture des membranes a permis aux eaux de s'écouler, et par con-

séquent ne laisse plus au fœtus la liberté de changer
de position , la présence de deux enfants peut se reconnaître ; mais alors il faut entendre simultanément deux doubles battements , siégeant en des
points opposés , et par conséquent plus forts l'un
que l'autre. M. Paul Dubois, qui les a entendus quelquefois dans ce cas, les a toujours trouvés isochrones
l'un à l'autre , et pense qu'on ne peut les entendre
ainsi simultanément qu'après la rupture des deux
poches amniotiques , ou au moins de l'une d'entre
elles.

La découverte de M. de Kergaradec a été féconde
en résultats importants. On sent de quel intérêt il est
de constater la vie du fœtus , avant de se déterminer
pour telle ou telle opération obstétricale. Ainsi, pour
en fournir un exemple, supposons le cas de proci-
dence du cordon : lorsqu'on l'aura replacé dans la
matrice , comment reconnaîtra-t-on le succès de
cette manœuvre ? l'intégrité des doubles battements
du cœur du fœtus sera le seul signe certain de cette
réussite , et si on la constate, on pourra attendre la
terminaison naturelle de l'accouchement, tandis que
l'affaiblissement progressif de ces battements prou-
verait le contraire , et motiverait l'intervention de
l'art.

Cependant je dois rappeler, en terminant, le
sage précepte de M. Paul Dubois , qui ne veut pas

que l'accoucheur cherche uniquement dans l'état de
la circulation fœtale des raisons pour agir ou pour
attendre , parce que, indépendante du cerveau , elle
ne pourrait souvent nous indiquer les effets prochai-
nement mortels déjà produits sur cet organe par
la prolongation , les difficultés ou les accidents du
travail. D'ailleurs, comme le dit M. Nœgelé , « l'aus-
« cultation n'est pas destinée à remplacer l'ex-
« ploration par le toucher ; elle est un auxiliaire
« précieux ajouté aux autres moyens d'investiga-
« tion, et qui, avec eux , doit fournir aux accou-
« cheurs des règles de conduite plus sûres. »

FIN.

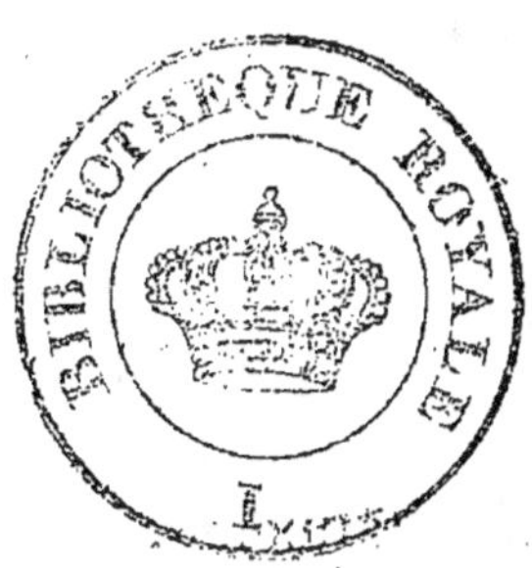

TABLE DES MATIÈRES.

14

FIN DE LA TABLE.

www.ingramcontent.com/pod-product-compliance
Lightning Source LLC
LaVergne TN
LVHW050045060726
842524LV00003B/678